Comprendre et maîtriser le bégaiement

Mireille Gagnon
Christiane Ferland
Chantale Lachance
Robert Ladouceur

Comprendre et maîtriser le bégaiement

Chronique Sociale
Les Presses de l'Université Laval

Les Presses de l'Université Laval reçoivent chaque année, du Conseil des Arts du Canada et de la Société de développement des entreprises culturelles du Québec une aide financière pour l'ensemble de leur programme de publications.

Données de catalogage avant publication (Canada)

Comprendre et maîtriser le bégaiement

ISBN 2-7637-7447-4

1.Bégaiement. I. Ladouceur, Robert, 1945- .

RC424.C65 1996 616.85'54 C96-940489-1

Infographie : ZÉRO FAUTE
Couverture : FOLIO

DISTRIBUTION DE LIVRES UNIVERS
845, rue Marie-Victorin
Saint-Nicholas (Québec), CANADA G0S 3L0
Tél : (418) 831-7474 ou 1 800 859-7474
Fax : (418) 831-4021

CHRONIQUE SOCIALE
7, rue du Plat
69288 Lyon cedex 02 – FRANCE
Tél. : 78 37 22 12
Fax : 78 42 03 18

ISBN 2-7637-7447-4

Avant de commencer la lecture de ce livre, nous tenons à vous souligner que le mot bègue est utilisé **uniquement** pour alléger le texte. Notre expérience professionnelle nous a démontré à maintes reprises que les personnes qui bégaient n'ont en commun que leur difficulté d'élocution. L'utilisation de ce terme (bègue) ne fait, sans contredit, aucune référence à une entité mais bien à **une** des multiples caractéristiques de la personne.

INTRODUCTION

« Mon cœur battait à tout rompre, mes mains tremblaient, je transpirais et je n'étais pas capable de me concentrer. La cause : le professeur demandait à des élèves de lire un paragraphe à voix haute. »

« Si je téléphone à quelqu'un, il va dire bonjour et attendre une réponse immédiate. Après quelques secondes seulement, la plupart du monde, notamment les femmes, vont raccrocher en pensant qu'il s'agit d'un téléphone obscène. »

« Imaginez que j'ai déjà donné un faux nom dans un groupe parce que je butais sur des lettres du mien. »

« Je ne réponds jamais au téléphone et je ne téléphone jamais. Si j'ai oublié quelque chose chez un ami, j'aime mieux m'habiller et y aller plutôt que de téléphoner. »

La parole occupe une place privilégiée dans toutes les sociétés. Elle est l'élément moteur du quotidien. Aussi, notre opinion sur une personne dépend souvent, trop souvent, de sa façon de s'exprimer. La personne qui bégaie embarrasse les autres, parfois les impatiente, et elle le sait très bien. On ne réalise ni sa détresse ni ses difficultés, et ce manque de compréhension la touche durement. Toute sa vie est affectée par une **faible estime de soi**, l'**anxiété** et la **peur du ridicule.** « *Le plus dur est la honte qu'on ressent. Le temps s'arrête. Vous êtes perdu, les yeux inquiets, les muscles de la gorge tendus, usant de toutes vos forces pour redécouvrir le son de votre voix. Pendant tout ce temps, vous êtes vivement conscient des yeux qui vous regardent, vous ne pouvez pas vous cacher.* »

Lorsqu'il est obligé de parler, le bègue utilise toutes sortes de moyens, raffinés au cours des ans, afin de **cacher son bégaiement**, véritable « ennemi interne ». « *Au cours des années, j'ai appris à mieux garder mon secret et à le cacher plus efficacement. Mais il est mon triste compagnon de toujours. Le danger est toujours présent.* » Il n'y a pas plus habile qu'une personne qui bégaie pour contourner une discussion, trouver des synonymes, changer les mots, les remplacer, planifier ses sorties, en imaginer d'avance le scénario, préparer ses propos. Mais, pour beaucoup, le silence est meilleur que le combat continu.

Pourtant, le bégaiement est tout simplement un problème mécanique du langage. La personne qui bégaie éprouve de la difficulté à synchroniser l'émission des sons lorsqu'elle respire. Ce **trouble mécanique** frappe 1 % de la population et affecte toutes les couches de la société. Même si le bégaiement se retrouve dans toutes les cultures depuis l'apparition de la parole, il reste une énigme.

En effet, tous les bègues chantent sans aucune hésitation. Ils n'ont aucune difficulté lorsqu'ils parlent à des enfants, à leur chien, à leur chat, lorsqu'ils n'entendent pas leur propre voix ou lorsqu'ils se parlent à eux-mêmes dans un miroir.

Les spécialistes croient que le bégaiement est causé par un **ensemble de facteurs, psychologiques, physiques et familiaux.** Ce problème est beaucoup trop complexe pour n'avoir qu'une seule cause, et c'est pourquoi il ne peut avoir un seul remède.

Si des personnes qui bégaient préfèrent oublier leur problème dans le vain espoir que les autres ne le remarqueront pas, la plupart essaie au moins une fois de trouver une solution à leur supplice et plusieurs croient que leur bégaiement peut être facilement guéri. Une mine d'or pour les charlatans !

Toutes les personnes qui bégaient ont entendu ces nombreux conseils, aussi anciens que le problème lui-même, aussi simplistes qu'inutiles : se calmer, ralentir ou recommencer une phrase. Elles ont aussi, au cours des années, essayé toutes les méthodes à la mode pour guérir : marcher à quatre pattes (!), garder le silence pendant des périodes prolongées, réciter de la poésie devant un métronome, parler avec un crayon dans la bouche, etc. Il ne faut pas s'étonner si plusieurs se sont complètement découragés. Pourtant, des traitements existent.

Ce livre fait le point sur les dernières connaissances dans ce domaine afin d'**informer les bègues** et de **sensibiliser les non-bègues**. Les bègues y trouveront les étapes d'un traitement qui leur permettra d'atteindre une fluidité verbale presque normale ou, du moins, satisfaisante. Il est important de souligner que c'est uniquement avec le concours d'un aidant naturel ou d'un groupe d'entraide qu'il parviendra à maîtriser sa difficulté d'élocution. Si, par contre, vous êtes le parent d'un jeune enfant qui hésite lorsqu'il parle, vous saurez faire la différence entre les hésitations normales et celles qui marquent le début du bégaiement. Dans ce dernier cas vous apprendrez quelles attitudes adopter pour éviter que ces hésitations ne deviennent un véritable bégaiement.

Si vous êtes un thérapeute, un enseignant, en contact avec ces personnes, vous comprendrez ce problème du langage et vous saurez comment intervenir. Enfin, si vous connaissez une personne atteinte de ce trouble, vous apprendrez comment vous comporter avec elle.

La personne qui bégaie doit être très motivée, sinon elle subira un échec. Modifier un comportement exige beaucoup de travail ; il faut faire des exercices quotidiens et pratiquer avec régularité et constance les habitudes nouvellement acquises. Cependant, la motivation n'est pas suffisante. C'est pourquoi ce livre, véritable manuel d'intervention, présente des moyens efficaces pour diminuer, voire éliminer le bégaiement.

Principaux objectifs de l'ouvrage

1. Présenter des informations pertinentes sur ce problème de langage

   De nombreux écrits sur le bégaiement ont fini par galvauder l'information en insistant trop sur les causes du problème et en rendant souvent coupables les parents ou le bègue lui-même. Le sentiment de culpabilité n'a jamais résolu les problèmes.

2. Évaluer avec précision ce trouble de langage

   Nous présentons une méthode simple pour évaluer la fréquence des bégaiements. Différents questionnaires précisent aussi la nature du problème.

3. Empêcher que le bégaiement se développe ou ne devienne chronique chez les personnes à risque

   La synthèse de nos connaissances mettra en relief les principaux facteurs de risque. Comprendre ces différents facteurs permettra de prévenir le bégaiement. Malheureusement, on croit encore que le bégaiement est un trouble du langage de la petite enfance qui se résorbe avec le temps. « Ça va passer », dit habituellement le médecin pour rassurer les parents anxieux. Ce n'est malheureusement pas toujours vrai.

4. Améliorer les capacités d'élocution des personnes qui bégaient

   Cet ouvrage vous permettra de comprendre et d'appliquer vous-même un programme pour contrôler votre élocution, voire éliminer votre bégaiement. Chaque étape est présentée de façon claire et précise. Des fiches de notation, des exemples, de nombreux exercices avec des grilles à compléter, accompagnent ces descriptions afin de visualiser vos progrès.

Mesurez vos connaissances

Avant d'entreprendre une démarche de changement ou d'aider une personne dans sa démarche, examinez et vérifiez l'exactitude de vos connaissances à l'égard du bégaiement. Répondez au questionnaire qui suit et comparez vos réponses avec celles que vous trouverez à l'annexe I, p. 99.

QUESTIONNAIRE 1
« CONNAISSEZ-VOUS LE BÉGAIEMENT ? »

Cochez la réponse qui vous semble la plus appropriée.

1. Plus de filles que de garçons bégaient.

   Vrai _____ Faux ______

2. La plupart des bègues trouvent qu'ils ont une grande fluidité de paroles dans certaines situations.

   Vrai _____ Faux ______

3. Dans plusieurs cas, on peut identifier l'événement spécifique qui a causé le bégaiement.

   Vrai _____ Faux ______

4. Le bégaiement apparaît habituellement de façon subite et spontanée.

   Vrai _____ Faux ______

5. L'individu qui bégaie moyennement le fait approximativement sur 1/3 des mots.

   Vrai _____ Faux ______

6. La plupart des bégaiements durent moins de deux secondes.

   Vrai _____ Faux ______

7. Approximativement 5 % de la population bégaie a un moment de leur vie.

   Vrai _____ Faux ______

8. Les bègues éprouvent tous la même difficulté avec tous les sons (phonèmes).

   Vrai _____ Faux ______

9. Un bègue a tendance à bégayer sur les mêmes mots.

   Vrai _____ Faux ______

10. Il n'y a aucune relation entre le bégaiement et l'intelligence.

    Vrai _____ Faux ______

11. Les bègues sont fréquemment capables de prédire les mots sur lesquels ils vont bégayer.

    Vrai _____ Faux ______

12. Si une personne qui bégaie lit à haute voix un même passage plusieurs fois, ses bégaiements diminueront à chaque lecture.

    Vrai _____ Faux ______

13. On croit en général que le bégaiement est dû à un problème physique ou organique.

    Vrai _____ Faux ______

14. Étant donné que la plupart des bègues commencent à bégayer dans leur enfance et arrêtent avant l'âge adulte, plusieurs spécialistes considèrent le bégaiement comme étant un trouble de l'enfance.

    Vrai _____ Faux ______

15. Les spécialistes identifient plusieurs sources de bégaiement.

    Vrai _____ Faux ______

16. Les bègues parlent moins que les non-bègues.

    Vrai _____ Faux ______

17. Environ 1 % de la population adulte bégaie.

    Vrai _____ Faux ______

18. Le bégaiement se situe le plus souvent sur la première ou la seconde syllabe des mots.

    Vrai _____ Faux ______

19. Chanter aide le bègue à avoir une plus grande fluidité verbale.

    Vrai _____ Faux ______

20. Plus le bègue parle fort, plus il bégaie.

Vrai _____ Faux ______

21. La majorité des bègues commencent à bégayer avant l'âge de trois ans.

Vrai _____ Faux ______

22. Quatre bègues sur cinq éliminent leur bégaiement sans l'aide d'un professionnel.

Vrai _____ Faux ______

23. Le bégaiement a une incidence familiale.

Vrai _____ Faux ______

24. On retrouve le bégaiement plus fréquemment dans les milieux socio-économiques favorisés.

Vrai _____ Faux ______

25. Les bègues peuvent se départir de leur bégaiement à n'importe quel âge.

Vrai _____ Faux

26. Les bègues possèdent des traits de personnalité communs.

Vrai _____ Faux ______

27. Le bégaiement peut s'attraper.

Vrai _____ Faux ______

28. Les bègues pensent plus vite qu'ils parlent.

Vrai _____ Faux ______

N'oubliez pas de faire votre correction !

Chapitre 1

Qu'est-ce que le bégaiement ?

L'enfer

Pour un grand nombre de personnes, répondre au téléphone, commander un café, discuter avec des amis, s'adresser à un inconnu, est un véritable supplice. Pour ces bègues, le simple fait de parler équivaut à bâtir un château de cartes qui risque de s'effondrer à tout moment. Ils sont tendus, respirent difficilement, hésitent, butent sur un mot, sur plusieurs. En tentant désespérément de faire sortir des mots, des phrases, certains deviennent agités, ont des sueurs froides, font des grimaces, se frappent sur les cuisses ou encore émettent des sons inappropriés.

Le bégaiement n'est pas le principal problème social de nos pays et il n'occupe qu'une petite place dans le dictionnaire des troubles. Être aveugle ou sourd, pour ne nommer que ces deux problèmes, est beaucoup plus éprouvant. Mais ce fait ne rend pas la vie plus facile à ceux qui, même s'ils ont plus de chance que certains, sont moins avantagés que d'autres.

Le bégaiement est un **problème agaçant, constant, sérieux**, qui interfère avec la plupart des activités sociales et cause une quantité illimitée de stress. Il transforme en torture et parfois en catastrophe l'activité quotidienne la plus simple : téléphoner, présenter quelqu'un, donner une indication ou prendre un taxi. Le simple fait de parler est souvent vécu comme un cauchemar ; il est l'équivalent, pour le reste de la population, de parler devant une foule. Mais pour le bègue, la peur ne s'en va pas avec l'expérience. « *Ça ne vous quitte jamais. Chaque fois que vous ouvrez la bouche, c'est là.* »

La personne qui ne présente pas de problème d'élocution peut difficilement comprendre. Le bégaiement ruine des vies. Il empêche d'établir le contact humain le plus simple, parfois de se marier, et déforme souvent toute la personnalité. Être bègue c'est, dans la plupart des cas, se résoudre à vivre seul, voire caché.

Les conséquences de ce handicap dépassent de beaucoup les effets physiques. Parce que la parole est souvent l'expression de la façon dont on est perçu, les bègues sont incapables de montrer leur véritable personnalité. D'autant plus que certains ne sont même pas capables de donner leur adresse ou de dire leur nom malgré tout.

Les préjugés

Lorsqu'ils voient quelqu'un bloquer sur les mots ou étirer ses paroles, et même cligner des yeux et secouer la tête, plusieurs sont portés à croire que le bègue n'est pas doué d'une grande intelligence. Or, **il n'y a aucune relation entre le bégaiement et l'intelligence** : les résultats des bègues aux tests d'intelligence se comparent à ceux de la population en général. D'ailleurs, Moïse, Darwin, Nietzsche et Churchill bégayaient.

Pourtant, certains bègues ont moins de succès en classe. La raison en est simple : à cause de leur bégaiement, ils sont souvent récalcitrants à demander des explications, et vont même jusqu'à refuser carrément de répondre au professeur. En conséquence, si leurs résultats sont inférieurs à ceux des autres, ce n'est pas une question d'intelligence ; mais cela n'empêche pas certains des plus talentueux de quitter l'école.

En plus de leur problème, les bègues doivent constamment surmonter les préjugés d'une société que le bégaiement étonne, déconcerte, dérange. Embarrassés, irrités, stressés, les bègues essaient de s'adapter dans un monde où la parole est fort importante.

Le bégaiement empêche certaines personnes de faire les carrières pour lesquelles elles sont destinées, les oblige à accepter des emplois de niveaux inférieurs ou des professions qui leur permettent de parler le moins possible. En entrevue, les bègues se tracassent avant même de commencer à parler. *« Quand je me présentais pour un emploi, tout allait très bien pour le test écrit. Mais, lors de l'entrevue, je perdais tous mes moyens, je bégayais, j'avais chaud, des sueurs, les mains moites, les pieds me shakaient, le kit parfait d'une personne bègue, faisant face à une autorité quelconque. Je me sentais sur la défensive lors de mes réponses, j'avais peur qu'il découvre que j'étais une personne bègue »* (Pierre Lafrance, *Communiquer*, août 1993).

Ils mettent mal à l'aise leurs futurs employeurs qui, la plupart du temps, sont rapidement convaincus que le bégaiement sera un **handicap au travail**. Chose certaine, les exigences régulières du milieu du travail sont un enfer pour le bègue.

Le téléphone, outil indispensable que tout le monde tient pour acquis, est pour le bègue un instrument de torture qu'il doit éviter à tout prix. Certains laissent leur répondeur téléphonique branché en permanence. Le dîner d'affaires, occasion de combiner le travail et le plaisir, est un autre ennemi. Le bègue regarde le menu attentivement et cherche non pas ce qu'il a envie de manger, mais le nom d'un plat qu'il pourra prononcer, ou attend qu'un autre choisisse quelque chose qu'il aime avant de dire : « Moi aussi ».

Au fil des années, la personne qui bégaie organise sa vie afin d'en minimiser les effets néfastes ; Churchill commençait tous ses discours par un « Mmmmmm » prolongé, un truc pour activer ses cordes vocales. Marilyn Monroe parlait comme dans un murmure, non pas pour être sexy mais pour éviter de bégayer, **car plus le bègue parle fort, plus il bégaie**. Celui qui parle en chuchotant éprouve moins de difficulté avec les sons. En général, les bègues évitent certains mots, s'habituent à ce que les autres finissent les phrases à leur place, planifient leurs activités pour parler le moins possible. Ils ne donnent pas leur opinion, refusent des postes de direction parce qu'il leur faudra animer des réunions, donner des conférences, etc.

Un peu d'histoire

Le bégaiement existe depuis que l'être humain a appris à parler, il y a 10 000 ans ; on le signale dans toutes les langues et dans toutes les cultures du monde. On en fait mention aussi bien dans les anciens poèmes chinois que dans les tablettes d'argile de la Mésopotamie, dans les hiéroglyphes égyptiens, la Bible ou le Coran.

Hippocrate, le père de la médecine, semble être un des premiers à échafauder une théorie sur le sujet. Il croit que le bégaiement est causé par une langue trop sèche et prescrit des potions. Quelques décennies plus tard, Démosthène, atteint d'un bégaiement sévère, est, dit la légende, le premier bègue à se guérir lui-même. Sa cure miracle consiste à parler avec des cailloux dans la bouche. Il devint le plus grand orateur de l'histoire.

On peut citer aussi, parmi les premières « cures » répertoriées, celle de Battus, un jeune prince grec qui implorait l'oracle de Delphes de le guérir. Observant que son bégaiement est plus prononcé avec ses amis qu'avec des étrangers, l'oracle lui suggère de lever une armée, d'aller en Afrique où il ne connaît personne et de ne plus revenir. Battus s'exile, remporte plusieurs batailles et devient le maître « à la langue d'or » de la colonie grecque de Cyrène. On peut supposer que le changement d'environnement a été le principal facteur de sa « guérison ».

Deux cents ans plus tard, le médecin Galien, prenant le contrepied d'Hippocrate, affirme que la langue du bègue est, non pas trop sèche, mais trop humide et essaie donc de la « guérir » avec des poussières chaudes de charbon. Les Romains, indifférents à toute approche médicale, enferment les bègues dans des cages pour amuser le public.

Quelque deux mille ans après Hippocrate et Galien, on n'a pas beaucoup avancé. Comme Hippocrate, Francis Bacon et Isaac Newton croient que le bégaiement est causé par une langue trop sèche, trop rigide, trop froide, et préconisent eux aussi une potion de vin chaud pour amollir et réchauffer la langue des bègues. Au XVIIIe siècle, on pense que le bègue manque d'intelligence et bégaie simplement parce qu'il ne se rappelle pas ce qu'il voulait dire. On vend d'ailleurs des onguents qui « préviennent » la perte de mémoire. En 1817, le physicien français Jean Marie Itard déclare que le bégaiement provient d'une faiblesse des nerfs de la langue et du larynx et recommande des exercices.

Le chirurgien allemand Johann Dieffenbach a une idée aberrante : la langue des bègues étant trop longue, il faut donc la raccourcir. Il entreprend alors de couper une partie triangulaire à la base de la langue puis de recoudre sans aucune anesthésie. Selon Dieffenbach, ces opérations ont beaucoup de succès et des bègues désespérés viennent de toute l'Europe se faire « opérer ». Cette longue tradition qui fait de la langue trop froide ou trop chaude, trop sèche, trop humide ou trop longue la cause du bégaiement devient du délire au début du XIXe siècle.

Par contre, à la fin de ce siècle, une nouvelle théorie voit le jour avec Alexander Bell, professeur pour les sourds, qui rejette « l'illusion populaire » voulant que le bégaiement soit causé par une défectuosité organique quelconque. Il croit que c'est une mauvaise habitude. D'autres précisent que les bègues ont acquis, durant l'enfance, de mauvaises habitudes de langage, habitudes qu'on peut corriger en enseignant l'usage approprié des organes de la parole.

Puis vient la psychanalyse. Sous l'influence de Freud, on saute du physique au psychique. Le bégaiement devient le signe extérieur d'une névrose, d'un traumatisme, le symptôme d'un conflit interne ou d'une demande d'amour non satisfaite durant l'enfance. Selon les psychanalystes, les événements désagréables, les peurs et les conflits non résolus sont refoulés dans l'inconscient. Le bégaiement serait alors un compromis dans la tentative de contrôler la peur ou de résoudre un conflit inconscient. Bref, on spécule. Les siècles ont donc passé sans qu'on n'en apprenne plus sur les causes et les traitements du bégaiement.

Connaissances actuelles

Lorsque, dans notre clinique, nous rencontrons un bègue pour la première fois, il nous raconte souvent que tel ou tel événement, véritable traumatisme psychologique, a déclenché son bégaiement durant son enfance. Parfois, des événements ont tout simplement exacerbé le problème : entrée à la garderie ou à l'école, séparation des parents, déménagement, etc. Mais **le bégaiement n'a pas une cause purement psychologique**.

Dans le même ordre d'idées, on croit, à tort, que les bègues ont les mêmes traits de personnalité ; ils seraient tous peureux, timides, nerveux, introvertis, etc. Plusieurs des mythes anciens survivent encore de nos jours.

Certains bègues croient que leur problème est dû au fait que leur pensée est deux fois plus rapide que leurs paroles, mais c'est le cas pour tout un chacun, comme l'a prouvé la science. On croit aussi que les bègues sont trop nerveux. Si c'était vrai, le bégaiement ferait des ravages. Une grande partie de la population est stressée et, pourtant, le pourcentage de bègues dans toutes les sociétés oscille toujours autour de 1 %. Les bègues parlent peut-être trop vite, mais ceux qui parlent vite n'ont pas tous un problème de bégaiement.

Plusieurs parents craignent que leur enfant « attrape » le bégaiement d'un jeune ami bègue. Le bégaiement n'est cependant pas contagieux. Toutefois, il se peut qu'un jeune enfant imite, pendant un certain temps, un ami qui bégaie ; mais, contrairement à ce dernier, il peut arrêter quand il le désire. Il est sûr qu'au contact d'une personne bègue, on peut buter momentanément sur certains mots. Cela est d'autant plus fréquent que tout le monde bégaie un peu ; en effet, il nous arrive à tous d'avoir « la langue qui fourche », ce qui est une chose tout à fait normale. Cela ne veut pas dire qu'on continuera à bégayer pour autant.

Depuis quelques décennies, les scientifiques étudient sérieusement le bégaiement et ils ont proposé une brochette de théories pour l'expliquer. Mais le bégaiement défie encore toutes les explications.

Les causes

On a expliqué le bégaiement de mille façons : de la défaillance du système nerveux à celle du psychisme, de la folie à l'allaitement insuffisant, d'un traumatisme au manque d'affection maternelle, d'une langue trop volumineuse à la timidité et la nervosité. Aujourd'hui, les spécialistes estiment que **les causes les plus probables sont l'hérédité du bègue, ses problèmes physiques et son milieu.**

L'hérédité

L'enfant viendrait au monde avec une prédisposition au bégaiement qui pourrait être héréditaire. En effet, les études ont confirmé une **prédisposition familiale au bégaiement**, qui se transmet de génération en génération : il y a trois fois plus d'enfants bègues dans les familles où les parents bégaient. Mais ce risque varie selon le sexe du parent et de l'enfant. Pour une fille dont la mère bégaie, le risque de devenir bègue est d'environ 17 % de plus que pour la population en général (9 % si son père bégaie), alors que, pour le garçon, le risque de devenir bègue est d'environ 36 % si sa mère bégaie (22 % si c'est son père).

Chez les jumeaux identiques, si l'un des deux est bègue, le risque pour l'autre s'élève à 77 %. Pour les jumeaux non identiques, le risque tombe à 32 % pour ceux de même sexe, et à 18 % pour des jumeaux de sexes différents. Mais on n'hérite pas du bégaiement comme de la couleur de ses yeux. On ne naîtrait pas bègue, mais plutôt avec une légère déficience qui affecte la fluidité verbale.

Les facteurs physiques

Dans *L'histoire d'un bègue*, Frederick P. Murray écrit : « *Je crois que dans sa forme la plus simple, il est le résultat d'une déficience du système nerveux dont les premières manifestations apparaissent vers trois ou quatre ans, à l'âge où l'enfant commence à former des phrases.* »

Aujourd'hui, certains spécialistes affirment que les bègues ont **un léger retard du développement des parties du cerveau responsables du langage**. D'autres croient qu'ils ont un problème de contrôle auditif : ils auraient **une légère déficience de l'oreille droite**, celle par laquelle on entend d'abord la parole. Cette déficience provoquerait une interférence entre les deux hémisphères du cerveau, laquelle entraîne le bégaiement. Mais les études sur ce sujet, faites à l'aide de la présentation simultanée d'un son différent pour chaque oreille, n'ont pas encore établi le bien-fondé de cette thèse.

Certaines études rapportent que parmi la population, le nombre de dyslexiques et de bègues est significativement plus élevé chez les gauchers que chez les droitiers. Les chercheurs postulent que des influences intra-utérines retarderaient le développement de l'hémisphère gauche et simultanément augmenteraient le nombre de gauchers. Ces influences seraient dues à une hyperproductivité ou à une hypersensibilité à la testostérone secrétée en majorité au niveau des testicules fœtales. Les hommes seraient donc plus sujets à être gauchers, dyslexiques et à présenter un problème de bégaiement. Fait étonnant, le ratio dans la population dyslexique est de trois hommes pour une femme, ratio similaire à celui du bégaiement.

Toujours sur le plan des organes, certaines observations indiquent que le bégaiement est un trouble de synchronisation des cordes vocales. Les chercheurs du National Institute of Health ont étudié étroitement les bègues et leurs cordes vocales. Durant l'élocution normale, un groupe de muscles du larynx se relâche pendant que le groupe opposé se contracte. Ils ont découvert que, chez les bègues, les deux groupes de muscles se contractent en même temps, ce qui nuit ainsi à la respiration et à l'articulation. Ces hypothèses n'ont cependant pas encore été confirmées. Des recherches récentes ont permis de constater chez les bègues un **dysfonctionnement de certains neurotransmetteurs**, qui agissent comme médiateurs chimiques dans la transmission de l'influx nerveux. Par contre, d'autres études ne voient aucune différence entre les bègues et les non-bègues.

Martin Schwartz, directeur du National Institute of Stuttering à New York a découvert que, pour environ 3 % de la population, le stress tend à se concentrer dans les cordes vocales plutôt que dans les genoux, l'estomac, le cou, les mains, endroits où se manifeste le plus la nervosité.

Toutes ces théories ont la même faille. Si la cause était purement physique, les bègues ne pourraient parler sans bégayer à leurs chiens, à leurs chats, ou lorsqu'ils chantent ou jouent la comédie. C'est pourquoi on admet de plus en plus que le milieu peut entretenir ou même favoriser le bégaiement. Les expériences que vit l'enfant quand il apprend à parler seraient cruciales. Un environnement inadéquat augmente les difficultés pour un enfant prédisposé au bégaiement.

Le milieu

La plupart des enfants bégaient entre deux et quatre ans, moment où ils apprennent à parler et où ils n'ont pas encore le vocabulaire nécessaire pour dire ce qu'ils veulent. L'enfant bute sur certains mots, répète certains phonèmes, hésite souvent. Ces manifestations, appelées « bégaiement développemental », sont parfaitement normales, propres à tous les enfants et disparaissent pour la plupart avec la pratique et la maîtrise de la langue. Mais c'est aussi durant cette période que les parents peuvent causer des dommages. Leurs réactions négatives devant ces diverses manifestations favoriseraient, pour certains, le maintien de ces bégaiements normaux.

Le problème survient quand les parents deviennent attentifs à chaque hésitation de l'enfant et le reprennent constamment, lui disant : « Tu peux faire mieux que cela. » Ces parents impatients, exigeants, parfois même intolérants, exercent trop de pressions sur l'enfant ; ils le poussent à éviter de commettre des erreurs. *« Une fois au cours d'un voyage en bateau, une femme qui m'avait entendu bégayer demanda à ma mère ce qui avait été fait pour m'aider. Quelques années plus tard ma mère me confia qu'à cet instant, honteuse, elle aurait préféré sauter par-dessus bord. Sur le moment elle n'avait pas répondu mais j'avais été conscient de son trouble. Cette expérience, comme d'autres identiques, développa en moi un sentiment insidieux de culpabilité, qui persécute la plupart des bègues et est si difficile à faire disparaître par la thérapie : le sentiment de causer de la peine aux autres »* (F. P. Murray, *L'histoire d'un bègue*, p. 12). Conscient de l'inquiétude de ses parents, l'enfant tente d'éviter de bégayer. Parler devient alors pour lui une cause d'anxiété qui a justement pour effet d'accroître ses bégaiements. Il réalise qu'il ne parle pas bien, qu'il ne peut s'exprimer normalement et, anxieux d'éviter les erreurs, il commence à lutter. Pour ne pas bégayer, il serre les lèvres ou retient son souffle. Malheureusement, ces techniques pour éviter le bégaiement ou le réduire sont justement celles qui nuisent le plus à la parole. Ainsi, l'enfant évite de parler, il fuit les situations qui lui permettraient, justement, de s'exercer à parler, et donc de diminuer son anxiété. Un cercle vicieux s'enclenche, où le bégaiement et l'anxiété s'influencent mutuellement et risquent de s'accroître. En effet, il y a un **lien direct entre le bégaiement et l'anxiété.** Cette dernière accroît les difficultés à parler chez les bègues comme, d'ailleurs, chez les non-bègues. Celui qui essaie de parler rapidement, lorsqu'il est excité ou quand il a de la difficulté à chercher ses mots, perd de la fluidité. Mais les explications purement psychologiques, qui mettent l'accent sur les attitudes des parents, n'expliquent pas pourquoi les frères et les sœurs d'un bègue n'ont aucun problème à s'exprimer.

Le bégaiement demeure un problème qui, de nos jours encore, ne peut être expliqué qu'en partie, malgré des siècles d'expériences souvent farfelues et des décennies de recherches sérieuses. En dépit d'études aussi nombreuses qu'intensives, les conclusions des experts ne font pas encore l'unanimité, même si on semble s'entendre sur le fait que des facteurs héréditaires et organiques prédisposeraient au bégaiement, et que le milieu maintiendrait ou exacerberait cette prédisposition. Le bégaiement reste donc encore une énigme.

Les traitements

Le grand nombre de cures imposées aux bègues au cours des siècles reflète le manque d'informations crédibles sur les causes du bégaiement. Depuis longtemps, on a laissé tomber le vin chaud, les opérations sur la langue, mais ce n'est que depuis quelques décennies qu'on s'est sérieusement penché sur ce problème millénaire.

La transition de la pure spéculation à la recherche sérieuse s'effectua lors d'une rencontre qui réunissait à Iowa City, à la fin des années 1920, des grands spécialistes des troubles du langage comme Lee Travis, Samuel Orton et Wendell Johnson, qui vont mettre sur pied les premiers traitements efficaces. Johnson fut le premier à étudier l'apparition du bégaiement chez les enfants et les différences existant entre les enfants bègues et les autres. Cette recherche, qui devait se poursuivre pendant presque 30 ans, donna naissance à la théorie diagnostique qui va permettre une première évaluation systématique du problème de langage.

Ce clinicien prenait des mesures objectives à l'aide de tests, s'informait de la qualité de l'environnement de l'enfant et du développement de son langage. Plusieurs aspects de la vie de l'enfant étaient étudiés dans le but d'en arriver à une compréhension élargie de la problématique.

En interrogeant les parents, Johnson réalisa que certains d'entre eux, trop exigeants, avaient des attentes exagérées relativement au langage de leurs enfants, ce qui, selon lui, causait le bégaiement. Lorsque cette évaluation était effectuée, il donnait aux parents une série de conseils et de comportements adéquats à développer en fonction des besoins de leur enfant. Johnson dirigea pendant 30 ans une équipe de chercheurs américains qui démontra que les parents des bègues sont plus perfectionnistes, plus exigeants, moins tolérants, moins compréhensifs que les parents des non-bègues, spécialement pour l'acquisition de la parole. Johnson demanda donc aux parents d'être moins exigeants envers leur enfant, de faire abstraction de son bégaiement, de réagir à ce qu'il disait plutôt qu'à la manière dont il le disait et de lui faire découvrir le plaisir de parler.

La première thérapie fut mise au point à l'Université de l'Iowa par B. Bryngelson, un chercheur qui préconisait aussi le bégaiement volontaire. Faire ce qu'on craint est une formidable technique de désensibilisation et probablement l'outil le plus puissant du coffre à outils thérapeutiques. Pour Bryngelson, la peur du bégaiement était en grande partie responsable du problème ; en bégayant volontairement, les gens commenceraient à vaincre cette peur et à maîtriser un comportement qu'ils croyaient jusque-là incontrôlable.

Dans les années 1940, Johnson et Van Riper modifièrent les idées de Bryngelson, et donnèrent naissance au « bégaiement fluide » ainsi qu'à plusieurs techniques innovatrices connues sous le nom de « Méthode Iowa » qui devaient dominer la scène pendant 30 ans. Johnson prônait le bégaiement volontaire, mais d'une manière facile et détendue, sur les sons non bégayés. Il recommandait de ne pas éviter de bégayer, ce qui était justement la cause principale du bégaiement. Pour éviter de bégayer sur un son ou sur un mot, il fallait bégayer en prolongeant le premier son sur lequel on savait qu'on avait des problèmes (par exemple, au lieu de dire « s s s s s strong », on doit plutôt dire « sssssstrong »). Il conseillait également aux bègues de rechercher continuellement des situations où l'élocution est la plus difficile. Quant à Van Riper, il disait à ses patients que, s'ils devaient bégayer, ils pouvaient tout aussi bien apprendre à le faire adéquatement, avec le moins d'effort possible. Ses patients apprenaient d'abord à identifier leur bégaiement puis à le contrôler. Au fur et à mesure qu'ils devenaient moins sensibles à l'impact émotif du bégaiement, ils étaient incités à varier, graduellement, leurs habitudes de bégaiement pour que leur élocution se rapproche davantage du langage normal. Leurs attitudes envers eux-mêmes et leurs bégaiements étaient exposées au grand jour, analysées puis modifiées. Éviter certaines situations qui exacerbaient leur bégaiement était interdit ; ils apprenaient plutôt à vivre avec une élocution insoumise et à la contrôler. Au fur et à mesure qu'ils découvraient qu'ils pouvaient affronter des situations très difficiles et survivre, leur confiance commençait à augmenter, ce qui leur permettait d'éviter les habitudes qui les faisaient bégayer.

Un élément important de la thérapie de Van Riper consistait à persuader son client d'accepter qu'il est bègue. Mais on le persuadait aussi qu'on pouvait rendre son langage plus fluide, même si des séquelles de bégaiement étaient inévitables. Il devait non seulement apprendre à bégayer plus facilement, mais le faire devant d'autres personnes. Dans les années 1950, les thérapeutes mirent davantage l'accent sur les sentiments et les attitudes des bègues que sur la modification de leur comportement. Mais, à cette époque, on n'accordait que peu d'attention aux possibilités de rechute ou au maintien des acquis, une fois la thérapie terminée.

À la fin des années 1950, les cliniciens, jusque-là influencés par Johnson et Van Riper, furent ébranlés par une nouvelle théorie. En 1958, Flanagan, Goldiamond et Azrin publièrent un article qui expliquait comment ils avaient réussi à modifier le bégaiement par des techniques qui renforcent l'émission du langage souhaité. Ces cliniciens cherchaient **à valoriser et à faciliter la fluidité verbale**, tout en ne tolérant aucun bégaiement. Ils mirent sur pied un programme d'entraînement : le bègue apprenait à se retirer de la conversation chaque fois qu'un bégaiement survenait. Le but était de renforcer systématiquement la fluidité verbale. Avec ces chercheurs, on commençait à évaluer les améliorations.

Les conflits entre les différentes méthodes de traitement se poursuivirent pendant les années 1970, les behavioristes insistant toujours sur la nécessité de modifier le comportement. Van Riper déclara que la thérapie basée sur le contrôle du débit n'était qu'une autre « *vieille méthode pour produire une fluidité temporaire* ». qui venait « *d'être exhumée de la tombe où elle devait demeurer.* » De plus, les disciples de Van Riper affirmaient que, pour évaluer et traiter le bégaiement, il fallait en connaître les aspects psychologiques et affectifs, et les travailler.

Au début des années 1960, bien que la plupart des behavioristes aient admis que les bègues avaient des émotions et des craintes particulières, ils prétendirent que ces facteurs émotifs, difficiles à observer et à évaluer, ne devaient pas être pris en compte en thérapie. Selon eux, il était beaucoup plus efficace de diminuer l'anxiété causée par le bégaiement en corrigeant les habitudes de langage. Le principe de base était le suivant : ayant appris pendant plusieurs années à renforcer ses mauvaises habitudes, le bègue doit réapprendre une autre forme de langage : respirer correctement, utiliser les lèvres, la langue, la bouche, les cordes vocales et la mâchoire. Les behavioristes soutenaient ainsi qu'en modifiant le comportement visible (le contrôle du débit) du bégaiement, les conditions internes (les facteurs émotifs) se corrigeraient d'elles-mêmes. Ils soutenaient également que le clinicien devait élaborer un programme systématique en modifiant les conséquences associées au comportement. Il s'agissait de favoriser l'apparition du comportement désiré et de diminuer la fréquence de ceux qui sont indésirés ; par exemple, on écoute la personne lorsque son langage est fluide et on tourne la tête lorsqu'elle bégaie.

Pendant quelques années, le triomphe des behavioristes sur Van Riper et ses disciples semblait évident. Mais ces derniers attendaient les résultats à long terme des méthodes de leurs rivaux.

En 1979, la nécessité d'un maintien post-thérapie fut sérieusement discutée lors d'une conférence qui réunissait les principaux spécialistes du langage. En effet, bien que la plupart des traitements basés sur l'école behavioriste aient produit une augmentation sensible de la fluidité, les rechutes demeuraient un sérieux problème. Aujourd'hui, les cliniciens sont en faveur de traitements et de techniques qui varient selon le problème particulier de l'individu afin de réduire les risques de rechute. Par exemple, à notre clinique, nous voulons que le bègue acquière **une fluidité verbale comparable à celle de ses pairs**. Par la suite, pour que les gains thérapeutiques se maintiennent dans le temps, nous cherchons à développer, avec un choix d'exercices adaptés à chacun, certaines habiletés sociales, comme commencer une conversation, demander un renseignement, maintenir une conversation, donner son opinion, etc.

En fait, un certain nombre de bègues, peu importe la méthode thérapeutique utilisée, ne peuvent tout simplement pas atteindre une fluidité quasi totale. L'investissement que leur demandent les efforts quotidiens leur semble trop élevé par rapport à leurs objectifs à long terme et aux résultats qu'ils obtiennent jour après jour. On peut comparer ces efforts à ceux d'une personne qui veut perdre du poids, mais qui se décourage lorsqu'elle compare les efforts fournis aux résultats insatisfaisants obtenus après tant de jours de restriction. Les bègues, tout comme ceux qui désirent maigrir, doivent abandonner l'illusion qu'il existe une cure sans effort, une cure miracle.

En 1975, lors du cinquantième anniversaire de l'Americain Speech and Hearing Association, Oliver Bloodstein de l'Université de New York déclarait :

« Il y a 25 et 50 ans, les principales questions sur le bégaiement étaient : Qu'est-ce que c'est ? Qu'est-ce qui le cause ? Comment devrions-nous le traiter ? C'étaient les principales questions à l'époque, ce sont encore les questions auxquelles nous n'avons pas encore de réponses. La neurophysiologie, la biochimie, la psychanalyse ont été remplacées par la psychologie de l'apprentissage, la théorie du feedback et la linguistique comme cadres de référence pour étudier le bégaiement. Une grande quantité d'informations sur le bégaiement s'est accumulée. Mais les questions de base sont toujours là. »

Chapitre 2

Les jeunes bègues

Comment se développe le bégaiement ?

Le bégaiement n'est pas statique. Il change et évolue avec le temps, se modifie en quantité et en qualité ; des comportements s'effacent, d'autres s'ajoutent.

Parler est l'une des activités les plus difficiles à acquérir ; il est donc normal qu'un jeune enfant hésite, bafouille ou se reprenne de temps à autre. Il est extrêmement difficile de dépister le bégaiement de façon précoce puisque, pendant le développement du langage, il existe une période de bégaiement « normal » qui se caractérise par de nombreuses répétitions de syllabes ou de mots. Heureusement, de six mois à deux ans après l'apparition du bégaiement, 80 % des enfants retrouvent d'eux-mêmes leur fluidité verbale ; il s'agit d'une récupération naturelle que certains expliquent par la maturation du système nerveux central.

La rémission spontanée

Si 1 % des adultes bégaient, de 4 à 5 % des enfants ont un problème de bégaiement qui s'installe et persiste surtout chez les garçons venant de familles dans lesquelles il y a des bègues. De 75 à 80 % de ces enfants ont une rémission spontanée, c'est-à-dire que le bégaiement disparaît tout seul. C'est en grande partie pour cette raison que de nombreux pédiatres et médecins de famille diagnostiquent le bégaiement comme un problème temporaire et faisant partie du développement normal de l'enfant. Ils ne tiennent pas compte ainsi des facteurs de risque. De plus, selon certains spécialistes, la rémission spontanée vient du fait que les parents ont adopté rapidement des tactiques efficaces.

En 1955, le chercheur Johnson a évalué 150 enfants qui avaient déjà bégayé. Il nota une différence entre les attitudes des parents de l'enfant qui ne bégayait pas et celles des autres parents. Sa méthodologie comportait certaines failles, mais elle a tout de même permis de démontrer que l'attitude adéquate des parents est une composante favorable au développement et au maintien d'un langage fluide. Depuis l'étude de Johnson, on sait que **l'attitude des parents peut être très bénéfique** et que les enfants bègues qui en bénéficient le plus sont ceux qui sont plus jeunes et dont le bégaiement est moins sévère. **Plus l'enfant vieillit, plus le bégaiement devient chronique**. Les principaux éléments associés à la rémission spontanée sont les suivants : absence d'incidence familiale, apparition récente, jeune âge, sexe féminin, sévérité faible ou modérée, absence de prolongation et de blocage.

1. Absence d'incidence familiale

   Les enfants nés dans des familles où il n'y a pas de bègues sont moins susceptibles de voir apparaître ce problème.

2. Apparition récente

   L'enfant qui apprend à parler est confronté à plusieurs subtilités propres au développement du langage : compréhension et production des phonèmes (des sons tels que pa, ta, cha, che), utilisation des premiers mots fonctionnels (que, etc. ; exemple : viens ici que je te parle), développement du vocabulaire productif, etc.

   a) L'enfant s'exprime en fonction de ce qu'il vit. Par exemple, s'il boit un jus, il va dire : « J'aime le jus d'orange », et non pas : « J'aime le lait ».

b) L'enfant qui veut reproduire certains cours messages de l'adulte utilise certaines stratégies. Il peut alors simplifier des mots, remplacer des phonèmes plus difficiles par d'autres plus faciles, répéter les derniers phonèmes, etc. Il acquiert graduellement toutes les complexités de l'apprentissage du langage. Il répétera donc certaines syllabes, hésitera avant de prononcer certains mots ou encore en prolongera d'autres. Ces manifestations, présentes dès les premiers essais de combinaison de plusieurs mots dans la même phrase, se nomment « bégaiement développemental ». Cette période, qui indispose souvent les parents, s'étend sur quelques mois lorsque l'enfant a entre 2 et 3 ans. Lorsqu'elle persiste plus de six mois, le bégaiement risque de s'installer définitivement. Il est alors important de consulter un spécialiste.

3. Jeune âge

Il est normal pour l'enfant de bégayer pendant qu'il apprend à parler. Plus cette période survient tôt, moins sont grands les risques qu'il vive des expériences négatives liées à son langage.

4. Sexe féminin

Les chercheurs sont unanimes : le risque qu'un garçon devienne bègue est au moins quatre fois plus élevé que pour une fille.

Certains chercheurs croient que les parents exigent une meilleure performance de la part d'un garçon que d'une fille. Cependant, des enquêtes effectuées dans des cultures où les filles reçoivent une éducation similaire à celle des garçons montrent que ces derniers sont également plus exposés. L'hypothèse actuellement la plus plausible explique le bégaiement par une prédisposition physiologique. Il est donc particulièrement important de sensibiliser les principaux intervenants pour qu'ils puissent identifier de façon précise les garçons les plus à risque. Une intervention faite auprès des jeunes enfants est plus efficace et beaucoup moins coûteuse en énergie et en temps.

5. Sévérité faible ou modérée

   Les enfants qui répètent un petit nombre de syllabes ou de mots (c'est-à-dire moins de trois), sans les accompagner de mouvements du corps, risquent moins de développer un bégaiement. Ce sont les enfants qui présentent de gros blocages qui sont les plus à risque.

6. Absence de prolongation et de blocage

   Les enfants qui présentent de légères hésitations et des répétitions lorsqu'ils parlent sont moins exposés que les enfants qui font des blocages ou des prolongations accompagnés de tensions musculaires. Si tout n'est pas rapidement mis en œuvre pour aider ces derniers, le problème de bégaiement a tendance à se perpétuer.

   Pour près de 5 % des enfants entre 3 et 6 ans, cependant, ces difficultés vont en augmentant et peuvent s'accompagner de « euh... euh... », de répétitions multiples, de sons prolongés ainsi que d'une crispation des muscles de la bouche, d'une hausse soudaine du ton ou du volume de la voix et même d'expressions faciales indiquant un effort, une tension, voire de l'angoisse.

Il n'est donc pas facile de préciser s'il s'agit d'un bégaiement normal ou non. Cependant, nos connaissances sur ce problème permettent de tracer la séquence de développement du bégaiement. Nous savons aussi qu'il est possible d'empêcher que le bégaiement ne devienne chronique en repérant, dans le langage de l'enfant, les éléments qui perdurent après l'âge de 4 ans.

Le bégaiement, qui varie d'un enfant à l'autre, a une évolution actuellement très définie. Il apparaît surtout chez les enfants qui ont un léger retard de langage après le développement d'un débit verbal correct. **Les enfants les plus à risque sont âgés de 2 1/2 ans à 4 ans.** Ils ont régulièrement des rémissions (disparition du bégaiement pour une courte durée) caractérisées par une chute importante du nombre de syllabes bégayées, et qui peuvent durer une semaine à deux mois. Les enfants qui fréquentent l'école bégaient moins durant l'été. Pour la plupart, l'articulation est satisfaisante, sans tension et sans tremblement, et surtout sans peur de s'exprimer. Le bégaiement se manifeste surtout sur le premier mot des phrases et sur les mots fonctionnels, tels que les pronoms et les conjonctions. À mesure que le bégaiement se développe, les répétitions deviennent irrégulières, rapides et nombreuses. Par la suite, elles se transforment en prolongations qui entraînent de la tension, des tremblements et des mouvements du visage semblables à des tics. L'enfant parle de moins en moins, il montre des signes évidents de frustration et de préoccupation. À la phase finale, il a peur de certains mots et les évite. Des blocages s'ajoutent aux répétitions et aux prolongations. L'enfants n'ose pas regarder ses interlocuteurs dans les yeux et il utilise des trucs pour minimiser l'effet du bégaiement. Ce dernier devient l'élément central autour duquel il oriente ses activités, ses amis et ses travaux.

Les éléments suivants sont associés au risque de devenir bègue :

FACTEURS DE RISQUE

1) répétitions de syllabes et prolongations qui persistent après l'âge de 4 ans ;
2) répétition de la même syllabe plus de trois fois (« le beau ba,ba,ba,bateau », comparativement à « le beau ba,bateau ») ;
3) répétitions de syllabes s'accompagnant d'un bruit sonore ;
4) prolongations qui durent plus d'une seconde ;
5) difficultés à commencer le mot et à le continuer par manque d'air.

La présence de ces cinq éléments dans le langage de l'enfant augmente les risques que le bégaiement devienne chronique. Outre ces éléments spécifiques directement reliés à la fluidité verbale, il faut considérer les efforts et les tensions musculaires, l'anxiété et l'évitement de situations, les sentiments négatifs de l'enfant et de ses parents vis-à-vis de son problème. L'enfant qui bégaie légèrement et qui a une peur exagérée de parler à un inconnu, par crainte de bloquer sur certains mots, a souvent besoin d'une prise en charge thérapeutique immédiate.

Les parents et leur enfant bègue

Lorsqu'un parent s'aperçoit que son enfant bégaie, il a tout avantage à modifier certaines habitudes de communication avec lui. Non pas que ces dernières soient forcément mauvaises, mais elles peuvent contribuer à maintenir chez l'enfant, du moins en partie, certains moments de bégaiement. Nous pensons, souvent à tort, que les jeunes enfants ignorent leur problème ; ils n'ont en effet qu'à écouter leurs amis pour réaliser qu'il leur est difficile de dire certains mots. D'ailleurs, plusieurs d'entre eux se fâchent lorsque, dans le feu de l'action, ils n'arrivent pas à dire ou demander ce qu'ils veulent.

Il est important pour le parent d'expliquer à l'enfant que ces difficultés de parole se manifestent davantage lorsqu'il est très fatigué, excité ou pressé de tout raconter. Le parent doit lui demander de parler plus lentement, l'assurer qu'il va l'écouter jusqu'au bout sans essayer de finir ses phrases. Il ne faut pas jouer à l'autruche ; en évitant de parler à l'enfant de ses difficultés d'élocution, on risque d'aggraver la situation. En évitant une discussion qui lui permettrait de comprendre ce qui se passe quand il parle, on confirme souvent les perceptions négatives qu'il a de lui lorsqu'il se compare à ses amis. Le parent peut lui expliquer que, souvent, ses mots « lui jouent des tours », « trouvent des bonnes cachettes » pour ne pas sortir, mais qu'il existe des trucs pour jouer des tours à ses mots. Peu importe la manière de lui expliquer ses difficultés d'élocution, il s'agit d'utiliser un langage à son niveau.

L'enfant bègue sera favorisé s'il vit dans une famille qui adopte des attitudes positives et des comportements propices à la communication :

1. *Regarder l'enfant dans les yeux* : Les parents (ou les adultes qui côtoient l'enfant bègue) sont souvent gênés de le regarder lorsqu'il bloque ou hésite à dire certains mots. Au contraire, ils doivent le regarder lorsqu'il parle, lui montrant ainsi qu'ils sont intéressés par ce qu'il dit et que ses propos sont importants, peu importe la façon dont il les exprime. Ils doivent **éviter de le reprendre**.

2. *Éviter de blâmer l'enfant* : Les parents doivent éviter de le blâmer pour ses hésitations. L'enfant ne sait pas comment

éviter le bégaiement que, d'ailleurs, il ne contrôle pas. Il est plus important de le rassurer et de lui demander de **reprendre doucement si ce qu'il dit est incompréhensible.**

3. *Laisser à l'enfant le temps de répondre* : À la fin de la journée, les parents veulent savoir ce que leur enfant a fait et ce qui lui est arrivé. Ils sont alors portés à le bombarder de questions sans attendre qu'il ait amorcé sa réponse. L'enfant, bousculé, ne sait plus à quelle question répondre ou se dépêche de répondre à toutes les questions en même temps, ce qui occasionne inévitablement de gros bégaiements. Il est donc préférable **de lui poser une question à la fois et d'attendre sa réponse.**

4. *Éviter d'interrompre l'enfant* : L'enfant qui bégaie sait pertinemment qu'il a du mal à dire certains mots et, très tôt, il montre des signes d'impatience lorsque ces mots ne veulent pas sortir facilement. Il est donc important de ne pas l'interrompre ou d'essayer de deviner ce qu'il est en train de dire. Il faut **le laisser aller à son rythme**.

5. *Laisser à l'enfant le temps de finir ses phrases* : L'enfant qui bégaie aime, comme tous les autres enfants, raconter des choses. Son récit, à cause de ses nombreux bégaiements, est plus long à écouter. Néanmoins, il faut le laisser finir ses mots et ses phrases. Il a le **droit de recevoir de ses auditeurs toute l'attention dont il a besoin**, et ce, aussi longtemps que c'est nécessaire.

6. *Utiliser un langage simple* : L'enfant qui bégaie ne contrôle pas sa façon de parler. Il faut donc lui fournir des modèles qu'il peut imiter facilement. Les parents devraient alors **utiliser un langage simple**, composé de phrases courtes et de mots concrets.

7. *Réduire votre débit verbal* : L'enfant imite la façon de parler de ses parents. Plus ces derniers parlent lentement, plus l'enfant est incité à en faire autant.

8. *Éviter de placer l'enfant dans une situation embarrassante* : Si l'enfant bégaie, il bégaiera davantage devant des inconnus. Il est important qu'il ne soit pas placé à répétition dans des

situations où il risque de vivre un échec. Tant et aussi longtemps que l'enfant n'aura pas maîtrisé des techniques pour contrôler son élocution, il ne faut pas lui faire vivre une situation humiliante en le forçant à s'exprimer en public. Il est préférable de le **laisser libre de choisir s'il veut ou non s'exprimer devant des invités.**

9. *Éviter de corriger l'enfant constamment* : L'enfant qui bégaie a, comme tout le monde, un message à livrer qui, pour lui, est important. Il doit comprendre et sentir que ce qu'il dit est important. Tant que l'enfant n'exerce aucun contrôle sur son langage, **il faut donc éviter de le reprendre constamment.** Les parents peuvent consacrer certains moments de la journée à le corriger ou encore à lui expliquer de petits trucs pour faciliter son élocution.

10. *Planifier des moments pour la discussion* : Les parents doivent trouver des moments privilégiés pour discuter avec leur enfant. L'établissement d'un **horaire quotidien** avec des temps d'arrêt pour la discussion favorise un climat de communication idéal. L'enfant apprendra avec les autres membres de la famille que chacun a un temps pour s'exprimer et qu'il doit respecter le discours des autres comme les autres respectent le sien.

11. *Encourager les situations plaisantes* : Les parents doivent repérer les situations où l'enfant s'exprime avec la plus grande fluidité. Il est important **d'encourager l'enfant à s'exprimer** dans ces situations afin qu'il développe le goût de communiquer.

Toutes ces suggestions représentent des attitudes et des comportements positifs favorisant une communication correcte. Il ne s'agit pas pour les parents de modifier radicalement leurs comportements et leurs attitudes à l'égard de leur enfant bègue ; il est plus réaliste de mettre l'accent sur un point précis, en gardant en tête que l'attention positive qu'ils manifestent envers leur enfant est fondamentale. La meilleure thérapie du monde ne servira à rien sans la **collaboration affectueuse des parents et de la famille.**

Conclusion

Comme vous avez pu le constater, le bégaiement est un problème complexe, car les variables personnelles interviennent dans la façon dont il se présente. C'est pour cette raison qu'une évaluation rigoureuse est nécessaire pour planifier la meilleure intervention possible. Nous vous suggérons donc de lire d'abord cet ouvrage en entier avant d'entreprendre toute démarche pour modifier le bégaiement. Vous pourrez alors revenir aux chapitres reliés à l'intervention et suivre les instructions avec précision.

Chapitre 3

ÉVALUER LE BÉGAIEMENT

Cette partie présente un traitement qui vise à **contrôler, voire éliminer le bégaiement**, ainsi que divers exercices pour résoudre ses propres difficultés d'élocution ou celles de son enfant. Nous décrivons d'abord la façon d'évaluer le bégaiement, puis nous donnons une description détaillée des techniques de contrôle. Souvent, la participation du conjoint ou d'un ami vous aidera à atteindre le succès désiré.

Toute amorce de changement implique d'abord **l'observation systématique des comportements** qu'il faut modifier. Dans le cas du bégaiement, cette analyse ne se limite pas à l'observation du langage. Elle exige aussi d'identifier et de décrire des situations et des personnes qui influencent en bien ou en mal sa façon de s'exprimer. L'évaluation des éléments qui affectent le débit verbal mettra en relief les forces et les faiblesses du bègue avec ses difficultés d'expression. Ces informations sont la pierre angulaire de tout traitement.

L'évaluation précisera la nature exacte du problème. Elle servira également à comparer des niveaux de bégaiement avant et après l'application du traitement. De plus, elle fournira des mesures objectives du problème et permettra de vérifier, après la démarche, l'étendue du changement atteint.

Définition du bégaiement

Dans le langage populaire, le bégaiement se réfère aux aspects répétitifs et spasmodiques de la parole. Des répétitions ou des blocages qui entravent la communication et créent parfois un malaise : blocages plus ou moins longs, répétitions de syllabes ou de mots entiers, hésitations. Le bégaiement peut prendre diverses formes ; il peut être léger, et ce handicap passe parfois inaperçu, ou sévère : dans ce cas, le seul fait d'avoir à décliner son nom relève de l'exploit et demande un effort surhumain. Lorsque ces manifestations sont nombreuses, les interlocuteurs identifient l'individu comme un bègue. Cette identification sera d'autant plus facile si l'individu s'adresse à un groupe.

Les caractéristiques

S'il est facile de repérer un bègue dans la vie courante, les bégaiements ne sont pas aussi simples à définir. Les experts ont eux-mêmes du mal à s'entendre. Ils adoptent une définition du bégaiement selon leur formation, leur orientation et leurs intérêts ; certains insistent sur un aspect particulier, tandis que d'autres en privilégient plusieurs : longueur du blocage, par exemple. Les caractéristiques les plus souvent mentionnées au sujet des bégaiements sont les suivantes :

1. Des perturbations fréquentes et involontaires dans la fluidité verbale telles que :
   - des pauses (Je.../ veux.../ du café) ; des interjections (Ahme !, je veux du café. Ahme !, merci) ;
   - des répétitions de sons (E, e, e, e, je veux du café), de syllabes (Je veux du ca, ca, ca, ca, café), de mots (Je, je, je, veux du café) ou de phrases (Je veux du café, Je veux du café) ;
   - des prolongations (Je veux du ca..a..a..afé) ;
   - des emphases insolites (<u>Je</u> veux du café).

Les perturbations verbales varient d'un bègue à un autre. Alors que certains éprouvent de la difficulté seulement au début des mots, d'autres peuvent allonger les derniers sons. Afin de planifier un programme efficace de traitement, définissons les principales manifestations du bégaiement :

1. **Hésitation**. L'individu commence le mot ou la syllabe, mais hésite avant de le compléter (J, j, j, je mange des pommes. M, m, m, Marie, viens ici. Réponds au t, t, t, téléphone). Ainsi, il commence le premier son ou phonème sans le prononcer entièrement.

2. **Répétition**. La personne prononce le mot ou la syllabe correctement, mais le ou la répète en entier (Je, je, je, je mange des pommes. Ma, ma, ma, Marie, viens i, i, ici. Réponds au, au, au, té, té, té, téléphone). La répétition d'une syllabe, d'un mot ou d'une phrase apparaîtra au début, au milieu ou à la toute fin.

3. **Prolongation**. La personne prononce une syllabe de façon prolongée (Je..e..e..e mange une po..o..omme. Mari..i..i..i..ie, viens i..i..ci. Réponds au té..é..é..é..lé..é..éphone). Le sujet ne répète pas de mots, il allonge ou étire les sons.

4. **Blocage**. La personne bloque avant de commencer un mot ou une syllabe (Je mange une ..pomme. Ma..rie, viens ..ici. Ré..ponds au ..téléphone). La caractéristique principale est que la tension musculaire est tellement élevée que même si l'individu se prépare à commencer un son, il n'y réussit pas.

Cette définition objective nous permet de :

1. quantifier les bégaiements, c'est-à-dire de calculer leur fréquence ;
2. vérifier les effets du traitement ;
3. comprendre les différentes manifestations du bégaiement.

Pour résumer, il est très facile de repérer une personne qui bégaie. Une définition opérationnelle, où les comportements sont décrits de façon spécifique, facilite la compréhension et permet de planifier des interventions efficaces.

Évaluation des bégaiements

Vous vous habituerez, dans un premier temps, à reconnaître la fréquence des bégaiements et la vitesse de parole à partir d'un échantillon de langage que nous avons transcrit. Après cette étape, vous serez en mesure d'évaluer votre propre langage.

EXERCICE 1

Objectif : Identifier les syllabes parlées

Vous trouverez, dans l'encadré qui suit, la transcription d'une lecture de 5 minutes faite à haute voix par une personne bègue. La partie en italique constitue un échantillon d'une minute qui servira d'exercice de reconnaissance des différentes syllabes parlées. Cette façon de procéder vous permettra d'établir un débit verbal appelé **niveau de base**.

Toute amorce de changement implique d'abord l'observation systématique du comportement qu'on désire modifier. Cette analyse ne se limite pas, dans le cas du bégaiement, à l'observation du langage mais exige aussi la description des situations et des personnes qui affectent positivement ou négativement le comportement verbal. ***L'évaluation dede l'ensesemble des éléments qui sont sususceptibles d'affecter lele débit verbal ffait ressortir éégalement les capacités etet les limites de la pppersonne en rapport avec ses difficultés d'expression. Ces informations sont la pierre anangulaire à toute démarche de trtraitement personnel. L'élévaluation sert à préciser lala nature eexacte ddu problème. Elle permet par la prise dede mesure systématique une évaluation objective du bbégaiement. Elle permet*** également une comparaison des niveaux de bégaiement avant et après l'application d'un processus de changement. L'évaluation fournira des mesures objectives du problème et permettra de vérifier, après la démarche, l'étendue du changement visé. Nous aborderons successivement l'évaluation comportementale.

Suivez avec précision les instructions ; nous vous indiquerons, étape par étape, la démarche à suivre pour compléter et inscrire les renseignements demandés sur la **fiche exercice 1** qui suit.

FICHE EXERCICE 1

Date : ____________________

Mots du début : ____________________

Mots de la fin : ____________________

Nombre de syllabes prononcées (SPM) : ____________________

Nombre de syllabes bégayées (SB) : ____________________

% de syllabes bégayées (% SB) = SB ÷ SPM ____________________

Tous les renseignements demandés sur la **fiche exercice 1** sont essentiels à l'évaluation. Tout d'abord, vous devez indiquer les premiers et les derniers mots de l'échantillon. Cela permet d'en déterminer l'étendue.

FICHE EXEMPLE

Date : 25 juillet

Mots du début : L'évaluation de l'ensemble

Mots de la fin : elle permet

Nombre de syllabes prononcées (SPM) : ____________________

Nombre de syllabes bégayées (SB) : ____________________

% de syllabes bégayées (% SB) = SB ÷ SPM ____________________

L'échantillon de langage présenté précédemment ne correspond pas exactement au langage parlé. Nous vous l'avons d'abord présenté de cette façon, c'est-à-dire en écrivant tous les mots complets, afin que vous puissiez mieux comprendre le sens du texte. Voici maintenant la transcription parlée de ce texte où il vous faudra calculer le nombre de syllabes **prononcées**. Par exemple, « Yét' allé en voyage » se transcrit comme vous l'avez entendu, et non « il est allé en voyage ». Cette précision est importante puisque le nombre de syllabes prononcées n'est pas le même lorsqu'on compare le langage parlé au langage écrit.

Reprenons l'échantillon d'une minute et transcrivons les mots tels qu'ils sont prononcés :

« L'évaluation dede l'ensesemble des éléments qui sont sususceptibles d'affecter lele débit verbal ffait ressortir éégalement les capacités etet les limites de la pppersonne en rapport avec ses difficultés d'expression. Ces informations sont la pierre anangulaire à toute démarche de trtraitement personnel. L'élévaluation sert à préciser lala nature eexacte ddu problème. Elle permet par la prise dede mesure systématique une évaluation objective du bbégaiement. Elle permet »

Calculez le nombre de **syllabes prononcées** dans la **minute** d'enregistrement (**SPM**). Comparez vos résultats aux nôtres (voir plus loin la **fiche exemple** remplie). Vous pouvez vous aider des quelques exemples qui suivent pour faciliter votre tâche :

a) Le/ chat/ passe/ dans/ la/ rue/
1 2 3 4 5 6

Ne comptez que les syllabes prononcées. « Passe » compte pour une syllabe prononcée, car dans le langage courant on ne prononce pas « pas/se », mais plutôt « pass ».

b) Le/ chachat/ passe/ dans/ la/ rue/
1 2 3 4 5 6

Comptez la syllabe prononcée une fois, même si elle est répétée plusieurs fois.

c) La/ gggrande/ tatatable/
1 2 3

Ne comptez pas les bégaiements, ni les « e » muets.

Reprenons l'exemple de lecture où, cette fois, les mots ont été segmentés afin d'identifier facilement les syllabes entendues :

L'é/va/lu/a/tion/ dede/ l'en/sesemb des/ é/lé/ments/ qui/ sont/ susus/ cep/tib/ d'af/fec/ter/ lele/ dé/bit/ ver/bal/ ffait/ res/sor/tir/ éé/gal/ment/ les/ ca/pa/ci/tés/ etet/ les/ li/mit/ de/ la/ ppper/son/ en/ rap/port/ a/vec/ ses/ dif/fi/cul/tés/ d'ex/pres/sion/. Ces/ in/for/ma/tions/ sont/ la/ pier/ anan/gu/lair/ à/ tout/ dé/march/ de/ trtrait/ment/ per/son/nel/. L'élé/va/ lu/a/tion/ sert/ à/ pré/ci/ser lala/ na/tur/ eex/act/ ddu/ pro/blèm/. Elle/ per/met/ par/ la/ pris/ dede/ me/sur/ sys/té/ma/tiqu/ une/ é/va/lu/a/ tion/ ob/jec/tiv/ du/ bbé/gaie/ment/. Elle/ per/met/.

Cet échantillon présente 126 syllabes prononcées par minute ; ce chiffre sera inscrit à l'endroit désigné dans la **fiche exemple**.

Maintenant, vous devez ranger les types de bégaiement dans l'une des 4 catégories suivantes :

1. <u>hésitation</u> : (j,j,j, je prends un crayon)
2. <u>répétition</u> : (je je je prends un cra, cra, crayon)
3. <u>prolongation</u> : (jeeee prends un crayon)
4. <u>blocage</u> : (je.../ prends un crayon)

Une syllabe répétée 4 fois compte pour un seul bégaiement. Voici des exemples :

a) Je je je parle beaucoup = 1 bégaiement

b) Jeeee papa parle beaubeau ccccoup = 4 bégaiements

c) e suis, je suis, je suis malade = 1 bégaiement
(les 2 mots « je suis » répétés comptent pour 1 bégaiement).

Reprenons notre échantillon à l'intérieur duquel chaque bégaiement est souligné :

> L'é/va/lu/a/tion/ dede/ l'en/sesemb des/ é/lé/ments/ qui/ sont/ susus/ cep/tib/ d'af/fec/ter/ lele/ dé/bit/ ver/bal/ ffait/ res/sor/tir/ éé/gal/ment/ les/ ca/pa/ci/tés/ etet/ les/ li/mit/ de/ la/ ppper/son/ en/ rap/port/ a/vec/ ses/ dif/fi/cul/tés/ d'ex/pres/sion/. Ces/ in/for/ma/tions/ sont/ la/ pier/ anan/gu/lair/ à/ tout/ dé/march/ de/ trtrait/ment/ per/son/nel/. L'élé/va/ lu/a/tion/ sert/ à/ pré/ci/ser lala/ na/tur/ eex/act/ ddu/ pro/blèm/. Elle/ per/met/ par/ la/ pris/ dede/ me/sur/ sys/té/ma/tiqu/ une/ é/va/lu/a/ tion/ ob/jec/tiv/ du/ bbé/gaie/ment./ Elle/ per/met/.

Dans cet exemple, on trouve 16 bégaiements (les mots ou les syllabes soulignées). Pour obtenir le pourcentage de **syllabes bégayées (SB)**, il suffit de diviser le nombre de **SB** par le nombre de **syllabes prononcées par minute** (SPM) (16 ÷ 126 = 12,7). Nous avons maintenant tous les éléments requis pour compléter la **fiche exemple.**

FICHE EXEMPLE

Date : 25 juillet

Mots du début : L'évaluation de l'ensemble

Mots de la fin : elle permet

Nombre de syllabes prononcées (SPM) : 126

Nombre de syllabes bégayées (SB) : 16

% de syllabes bégayées (% SB) = SB ÷ SPM : 12,7

La **fiche exemple** est remplie. Passons maintenant à l'évaluation de votre débit verbal. Gardez toutes vos fiches, car vous pourrez les utiliser pour vérifier les changements obtenus au cours de votre traitement.

EXERCICE 2

Objectif : Apprendre à déterminer le pourcentage de syllabes bégayées

Vous établirez d'abord la fréquence de vos bégaiements et la vitesse de parole, appelée débit verbal. Pour ce faire, vous avez besoin d'un magnétophone et d'un chronomètre.

Lisez un texte pendant 5 minutes et enregistrez-vous. Écoutez votre bande sonore en utilisant votre chronomètre. Sur ces 5 minutes, choisissez-en une au hasard.

Par la suite, inscrivez les premiers et les derniers mots de l'échantillon d'une minute sur votre **fiche exercice 1** que vous trouverez à l'annexe II. Si vous possédez un compteur sur votre magnétophone la tâche sera plus facile puisque vous pourrez repérer le début et la fin de votre échantillon.

Transcrivez maintenant sur une feuille tous les mots tels que vous les avez prononcés lorsque vous vous êtes écouté. Ce procédé facilite la cotation et permet également de vous rendre compte de la qualité de votre élocution.

Écoutez de courts segments, fermez l'appareil et écrivez tous les mots tels que vous les entendez, comme vous avez appris à le faire dans l'**exercice 1**. Une fois la transcription terminée, calculez le nombre de syllabes **prononcées** dans la minute d'enregistrement. Écoutez l'enregistrement et, à l'aide de votre transcription, comptez **uniquement** les syllabes **prononcées**. N'hésitez pas à consulter les explications de l'**exercice 1** au besoin. Inscrivez le nombre de **SPM** sur votre **fiche exercice 1**.

Écoutez à nouveau la bande sonore. À l'aide de votre transcription, comptez le nombre de **SB** en utilisant les 4 catégories de bégaiement **(hésitation, répétition, prolongation, blocage)** décrites au début de ce chapitre. Inscrivez le nombre de **SB** de votre échantillon sur la **fiche exercice 1**. Enfin, il suffit d'établir votre pourcentage de **SB** en divisant le nombre de **SB** par le **SPM**.

EXERCICE 3

Objectif : Différencier le pourcentage de syllabes bégayées dans diverses situations pour arriver à un débit verbal global

1. *Enregistrement de votre fluidité verbale dans diverses situations*

Vérifiez le fonctionnement correct de votre appareil. Enregistrez-vous durant 10 minutes dans chacune des trois situations suivantes :

a) monologue (racontez un film à une personne de votre choix) ;

b) dialogue (conversez avec cette personne) ;

c) téléphone (faites un appel et enregistrez-vous).

Voici quelques suggestions qui vous simplifieront la tâche :

— pensez à une personne en qui vous avez confiance pour lui expliquer votre projet ;

— demandez-lui de vous aider à parvenir au but que vous vous êtes fixé ;

— expliquez-lui qu'avant d'entreprendre un traitement il est préférable d'évaluer le problème. Pour ce faire, vous devez enregistrer votre débit verbal dans trois situations différentes pendant lesquelles la participation d'une autre personne est indispensable.

a) Monologue :

— choisissez un endroit calme où vous ne serez pas dérangé (pas de téléphone, de téléviseur ni de radio) ;

— expliquez à la personne choisie que vous devez lui raconter un film ;

— enregistrez-vous dès que vous commencez à raconter le film.

b) Dialogue :

— choisissez un sujet qui vous intéresse et sur lequel vous pourrez parler abondamment ;

— expliquez à cette personne que vous allez parler ensemble ;
— enregistrez la conversation dès le début.

c) Téléphone :

— pensez à un sujet de conversation où vous pourrez poser plusieurs questions, par exemple : renseignements au sujet d'une assurance habitation, d'un cours, d'un voyage à l'étranger. Enfin, trouvez l'idée qui vous fera parler assez longtemps pour que votre conversation représente votre façon générale de parler au téléphone ;
— trouvez le moment opportun pour placer cet appel. Fixez le jour et l'heure ;
— demandez à la personne qui vous aide si ces moments lui conviennent, et signalez-lui qu'elle doit vous enregistrer.

2. *Transcription*

Transcrivez sur une feuille tous les mots de vos trois échantillons. Écoutez de courts segments. Après avoir terminé ces enregistrements, choisissez au hasard une minute de conversation. Inscrivez sur les **fiches d'évaluation** les premiers mots de l'échantillon que vous chronométrez. Si votre discours se trouve interrompu par votre interlocuteur, arrêtez votre chronomètre et remettez-le en marche dès que vous recommencez à parler. Lorsque vous atteignez une minute d'enregistrement, inscrivez sur la **fiche d'évaluation** les derniers mots de l'échantillon. Si vous possédez un compteur n'hésitez pas à l'utiliser.

3. *Fréquence (**SPM**)*

Le nombre de syllabes prononcées par minute (SPM) se calcule en comptant chaque syllabe prononcée. Écoutez l'enregistrement et, à l'aide de votre transcription, comptez les syllabes prononcées. Si un mot ou une syllabe est bégayé, omettez les bégaiements.

Inscrivez maintenant, à côté du SPM, le nombre de syllabes prononcées pour chaque échantillon. Additionnez vos trois résultats et divisez-les par 3. Inscrivez la moyenne du SPM dans la case appropriée de la fiche d'évaluation du débit verbal global.

FICHE D'ÉVALUATION

SITUATION A : MONOLOGUE

Date : ______________________

Mots du début : ____

Mots de la fin : ____

Nombre de syllabes prononcées (SPM) : _________________________

Nombre de syllabes bégayées (SB) : ____________________________

% de syllabes bégayées (% SB) = SB ÷ SPM : _______________

FICHE D'ÉVALUATION

SITUATION B : DIALOGUE

Date : ______________________

Mots du début : ____

Mots de la fin : ____

Nombre de syllabes prononcées (SPM) : _________________________

Nombre de syllabes bégayées (SB) : ____________________________

% de syllabes bégayées (% SB) = SB ÷ SPM : _______________

FICHE D'ÉVALUATION

SITUATION C : TÉLÉPHONE

Date : ____________________

Mots du début : ____________________

Mots de la fin : ____________________

Nombre de syllabes prononcées (SPM) : ____________________

Nombre de syllabes bégayées (SB) : ____________________

% de syllabes bégayées (% SB) = SB ÷ SPM : ____________

FICHE D'ÉVALUATION DU DÉBIT VERBAL GLOBAL

% de **SB** = (Situation A + Situation B + Situation C) ÷ 3 ______

SPM = (Situation A + Situation B + Situation C) ÷ 3 __________

4. *Identification des bégaiements*

Identifiez les bégaiements de la même façon que dans l'exercice précédent en utilisant les 4 critères détaillés plus haut (hésitation, répétition, prolongation et blocage).

Écoutez de nouveau la bande sonore et, à l'aide de votre transcription, comptez les bégaiements. N'oubliez pas que, si vous répétez une syllabe plusieurs fois, cela compte uniquement pour un seul bégaiement.

Inscrivez le nombre de syllabes bégayées pour chaque échantillon. Divisez le nombre de SB par le SPM pour établir le pourcentage de SB pour chaque échantillon. Additionnez les 3 pourcentages et divisez par 3 pour obtenir le pourcentage moyen de SB pour la première évaluation. La fiche d'évaluation est maintenant remplie.

Le bégaiement augmente ou diminue selon les situations dans lesquelles vous vous trouvez et les personnes avec lesquelles vous conversez ; avec votre patron, par exemple, vous bégayez davantage que lorsque vous demandez un renseignement à un inconnu.

EXERCICE 4

Objectif : Prendre conscience des éléments qui influencent le débit verbal

Inscrivez sur la fiche qui suit les situations ou les personnes qui facilitent un débit verbal correct.

FICHE D'ÉVALUATION DES ÉVÉNEMENTS PROPICES À UNE FLUIDITÉ VERBALE CORRECTE

Situations	Personnes
____________	____________
____________	____________
____________	____________
____________	____________
____________	____________

Inscrivez maintenant les situations et les personnes nuisant à votre débit verbal.

Les situations à risque

La fréquence et la sévérité du bégaiement varient selon les situations. Chanter, lire, parler à un petit enfant ou à un animal, prononcer des mots syllabe par syllabe au rythme d'un métronome, parler à l'unisson avec une autre personne, tout cela facilite un débit verbal correct. Par contre, parler au téléphone, demander des renseignements à un inconnu ou prononcer une conférence devant un groupe augmentent le pourcentage de syllabes bégayées.

Le bégaiement varie non seulement d'une situation à l'autre, mais aussi selon l'interlocuteur. Plus le bègue y attache de l'importance, plus le débit sera désynchronisé. Les enfants bégaient davantage devant un examinateur, orthophoniste, professeur ou psychologue qui leur pose des questions, que lorsqu'ils ne font que lui nommer des images. Les adultes bégaient beaucoup lorsqu'ils posent des questions à un examinateur.

FICHE D'ÉVALUATION DES ÉVÉNEMENTS STRESSANTS QUI NUISENT À UNE FLUIDITÉ VERBALE CORRECTE

Situations	Personnes
____________________	____________________
____________________	____________________
____________________	____________________
____________________	____________________
____________________	____________________

Jusqu'ici, outre l'évaluation du pourcentage de syllabes bégayées et de syllabes prononcées par minute, nous avons identifié les situations ou les personnes de votre vie quotidienne qui influencent votre débit verbal. Précisons maintenant les mots sur lesquels surviennent le plus souvent des bégaiements. Les bégaiements se situent souvent au début des mots qui commencent par une des consonnes occlusives comme T, D, K, B, P. La raison en est simple : pour les prononcer, il faut interrompre son débit d'air. À l'inverse, les mots qui commencent par S, J, Ch, favorisent la fluidité verbale parce qu'il faut que l'air passe entre les dents et la langue pour les prononcer. Cependant, chaque individu éprouve des difficultés spécifiques : certains mots, peu importe les consonnes, présentent toujours un obstacle. La personne qui bégaie anticipe la difficulté qu'elle s'attend de rencontrer.

Indiquez sur la **fiche d'évaluation des mots difficiles** les mots qui présentent énormément de difficulté pour vous.

FICHE D'ÉVALUATION DES MOTS DIFFICILES

Ces dernières observations complètent l'évaluation des bégaiements. Conservez ces données, elles serviront de point de comparaison lorsque vous entreprendrez le programme de traitement.

Évaluation subjective

Des instruments servent à mesurer l'ampleur de votre bégaiement. Nous utiliserons le tableau **Critères de l'ampleur du bégaiement** qui suit. Ces critères ont été établis à partir de notre propre pratique clinique. Ils représentent également le point de vue de plusieurs spécialistes dans le domaine et se basent sur les pourcentages de syllabes bégayées.

CRITÈRES DE L'AMPLEUR DU BÉGAIEMENT

% De syllabes bégayées	Bégaiement
4 à 7	Léger
8 à 12	Moyen
12 et plus	Sévère

Vous pouvez comparer les données de ce tableau au pointage que vous avez obtenu lors de l'évaluation. Ce procédé est plus simple, mais il ne vous compare pas aux autres bègues.

Évaluation des attitudes

L'évaluation complète exige de connaître les attitudes des bègues adultes face à la communication et des parents à l'égard du bégaiement de leur enfant bègue. L'adoption d'attitudes adéquates et positives facilitera grandement la modification du bégaiement.

Nous vous demandons de remplir le questionnaire 2 ou le questionnaire 3 pour évaluer vos attitudes. Le premier s'adresse aux parents et aux éducateurs qui travaillent avec des bègues, tandis que le deuxième s'adresse davantage à la personne qui bégaie. Répondez à toutes les questions et vérifiez vos réponses (voir les annexes IV et V).

QUESTIONNAIRE 2

destiné à l'entourage

« INVENTAIRE DES ATTITUDES FACE AU BÉGAIEMENT »

Cochez la réponse qui indique le mieux votre réaction à l'égard de chacun des énoncés suivants :

1. Dans certains cas, il est opportun qu'un professeur exempte un bègue d'une récitation orale.

   Totalement en accord________ En accord_________

   En désaccord _______ Totalement en désaccord________

2. La meilleure façon d'agir pour des parents, c'est d'ignorer les bégaiements de leur enfant.

   Totalement en accord________ En accord_________

   En désaccord _______ Totalement en désaccord________

3. Les bègues devraient être encouragés à se diriger vers des carrières qui demandent de prendre la parole le moins souvent possible.

   Totalement en accord________ En accord_________

   En désaccord _______ Totalement en désaccord________

4. Compléter les mots ou les phrases bégayés d'un bègue est approprié.

   Totalement en accord________ En accord_________

   En désaccord _______ Totalement en désaccord________

5. Il est approprié de faire répéter les mots bégayés par les enfants jusqu'à ce qu'ils les disent avec facilité.

   Totalement en accord________ En accord_________

   En désaccord _______ Totalement en désaccord________

6. Lorsque les parents d'un enfant qui bégaie lui demandent de relaxer, le débit verbal de l'enfant est habituellement plus fluide et plus détendu.

   Totalement en accord________ En accord__________

   En désaccord _______ Totalement en désaccord________

7. On ne devrait pas s'attendre à ce que l'enfant qui bégaie participe à une discussion familiale pendant les repas, même si on lui demande expressément de le faire.

   Totalement en accord________ En accord__________

   En désaccord _______ Totalement en désaccord________

8. L'enfant qui bégaie devrait accepter de paraître ridicule.

   Totalement en accord________ En accord__________

   En désaccord _______ Totalement en désaccord________

9. L'enfant développe la plupart de ses anxiétés et de ses attitudes envers le bégaiement sans égard aux exigences de ses parents.

   Totalement en accord________ En accord__________

   En désaccord _______ Totalement en désaccord________

10. Discuter avec l'enfant des sentiments qu'il éprouve à cause de son bégaiement peut être bénéfique pour lui.

    Totalement en accord________ En accord__________

    En désaccord _______ Totalement en désaccord________

11. Les parents devraient s'attendre à une performance scolaire moins élevée de la part de leur enfant bègue.

    Totalement en accord________ En accord__________

    En désaccord _______ Totalement en désaccord________

12. L'enfant qui bégaie peut mieux faire face aux moqueries des autres enfants quand il s'y attend et qu'il les accepte.

    Totalement en accord________ En accord__________

    En désaccord _______ Totalement en désaccord________

13. Il est approprié de renseigner l'enfant bègue sur les caractéristiques du bégaiement.

Totalement en accord________ En accord_________

En désaccord _______ Totalement en désaccord________

14. Les parents peuvent apporter une aide importante à l'enfant pour faire face à son problème de bégaiement.

Totalement en accord________ En accord_________

En désaccord _______ Totalement en désaccord________

15. Il semble qu'une façon sage d'aider l'enfant qui bégaie est de l'excuser auprès des autres pour son bégaiement.

Totalement en accord________ En accord_________

En désaccord _______ Totalement en désaccord________

16. Le bégaiement est un problème personnel qui, sauf dans de rares exceptions, ne devrait pas être discuté en dehors de la maison.

Totalement en accord________ En accord_________

En désaccord _______ Totalement en désaccord________

Vous trouverez à l'annexe IV les réponses à ce questionnaire.

QUESTIONNAIRE 3

destiné aux personnes bègues

« ATTITUDES FACE À LA COMMUNICATION »

Cochez la réponse correspondant à votre attitude à l'égard de chacun des énoncés suivants :

1. Je sens que je fais habituellement une bonne impression quand je parle.

   Oui_____ Non _____

2. Il est facile pour moi de parler avec presque tout le monde.

   Oui_____ Non _____

3. Il est très facile pour moi de regarder mon auditoire quand je parle à un groupe.

   Oui_____ Non _____

4. Il est difficile de parler à une personne comme mon professeur ou mon patron.

   Oui_____ Non _____

5. L'idée de parler en public m'effraie.

   Oui_____ Non _____

6. Pour moi, certains mots sont plus difficiles à dire que d'autres.

   Oui_____ Non _____

7. J'oublie tout dès que je commence à faire un exposé.

   Oui_____ Non _____

8. Je suis très sociable.

   Oui_____ Non ______

9. Les personnes semblent quelquefois mal à l'aise quand je parle.

   Oui_____ Non ______

10. Je n'aime pas présenter une personne à une autre.

    Oui_____ Non ______

11. Je pose souvent des questions quand je suis dans des groupes de discussion.

    Oui_____ Non ______

12. Il est facile pour moi de garder le contrôle de ma voix quand je parle.

    Oui_____ Non ______

13. Ça ne m'ennuie pas de parler devant un groupe.

    Oui_____ Non ______

14. Je ne parle pas assez bien pour faire le genre de travail que j'aimerais.

    Oui_____ Non ______

15. Mon élocution est plutôt agréable et facile à écouter.

    Oui_____ Non ______

16. Je suis quelquefois embarrassé(e) par ma façon de parler.

    Oui_____ Non ______

17. Je fais face avec grande confiance à la plupart des situations où j'ai à parler.

Oui_____ Non _____

18. Il y a peu de personnes avec lesquelles je peux parler avec facilité.

Oui_____ Non _____

19. Je parle mieux que j'écris.

Oui_____ Non _____

20. Je me sens souvent nerveux(se) quand je parle.

Oui_____ Non _____

21. Il m'est difficile de faire la conversation quand je rencontre une nouvelle personne.

Oui_____ Non _____

22. Je suis confiant(e) en mes habiletés d'élocution.

Oui_____ Non _____

23. J'espère pouvoir dire les choses aussi clairement que d'autres le font.

Oui_____ Non _____

24. Même si je connais la réponse appropriée, il m'arrive de ne pas la donner par peur de parler.

Oui_____ Non _____

Il n'y a pas de bonnes ou de mauvaises réponses à ce questionnaire. celui-ci vous permet d'être plus conscient de vos attitudes face à la communication, afin de pouvoir y remédier si cela s'avère nécessaire. Vous trouverez à l'annexe V l'évaluation de vos attitudes.

Maintenant que vous connaissez davantage le sujet, que vous êtes en mesure d'identifier les bégaiements et que vous avez évalué vos attitudes à l'égard de ce problème, vous pouvez passer à la lecture des chapitres qui suivent avant d'entreprendre toute démarche.

Chapitre 4

Notre programme de traitement

Notre programme de traitement est utile pour les bègues, quel que soit leur âge. Si, dans notre clinique, **ce traitement est efficace à 80 % dans le cas des adultes, avec les enfants le taux de réussite est beaucoup plus élevé** lorsqu'ils suivent le programme dès les premières années du primaire ou juste avant.

On peut donc vaincre d'autant plus le bégaiement qu'on s'y attaque dès son apparition, généralement entre l'âge de 3 et 5 ans. Il ne faut pas « attendre que ça passe », car on risque fort que l'enfant éprouve d'importantes difficultés durant toute sa vie. Il faut donc **intervenir tôt**.

Acquérir de nouvelles habiletés et les conserver demande beaucoup de travail. Notre programme de traitement comprend différents exercices dont chacun a un but et un effet spécifiques. Lorsqu'ils sont regroupés et appliqués, ils augmentent la fluidité verbale de façon impressionnante. Le succès, donc une meilleure qualité de vie, dépend en grande partie de la qualité et de la quantité de vos exercices. Réservez-vous des moments précis pour les faire. Une période quotidienne d'environ 20 minutes est nécessaire. La régularité est en effet essentielle, car apprendre de nouveaux comportements se fait rarement sur une période intensive courte. Il faut un certain temps pour assimiler les nouvelles acquisitions. Aussi, s'exercer de façon intensive pendant quelques heures pour récupérer les négligences des derniers jours est inutile ; il est préférable de limiter les périodes d'exercices de crainte qu'elle ne devienne une tâche ardue qu'on délaissera peu à peu.

Modification du comportement

Modifier un comportement implique un changement dans votre façon d'être. Comme vous le verrez plus tard, il est essentiel d'**apprendre à détendre les organes de la parole** de façon à les assouplir et à faciliter ainsi l'émission des sons. C'est ce que nous appellerons l'entraînement à la relaxation.

S'entraîner à relaxer

Le bègue éprouve d'importantes tensions musculaires, généralement au niveau des muscles de la bouche, de la mâchoire, de la langue, des épaules et du thorax. Cependant, comme ces tensions musculaires ne sont pas la cause du bégaiement, la relaxation ne suffit pas à l'enrayer. Mais s'entraîner à la relaxation permet, dans un premier temps, d'apprécier le bienfait qu'apporte la détente musculaire. À long terme, cet entraînement diminuera la tension physique et mentale accumulée au cours de la journée. La méthode de relaxation repose principalement sur la contraction suivie d'une décontraction de certains muscles. Elle permet d'identifier les tensions propres à chaque bègue et d'acquérir des habiletés pour les contrecarrer. Cet entraînement se fait à l'aide de divers exercices. Une fois maîtrisées, les habiletés de relaxation peuvent servir de techniques d'autocontrôle dans des situations plus exigeantes. En effet, si le bègue arrive à se relaxer dans une situation non stressante, il pourra se contrôler dans une situation stressante en ayant recours à cette méthode pour réduire son anxiété.

Pour tous les exercices, il faut observer les consignes suivantes :

1. faites l'exercice tous les soirs pendant quinze minutes, avant de vous endormir ;

2. assurez-vous de ne pas être dérangé ;
3. fermez la lumière, la radio ;
4. installez-vous confortablement ;
5. fermez les yeux.

EXERCICE 5

Objectif : Favoriser le contrôle respiratoire

Contrôle de la respiration

1. Inspirez et expirez par la bouche.

   Ne gardez pas l'air dans vos poumons. Cherchez plutôt à expirer immédiatement après avoir inspiré.

2. Expirez complètement tout l'air contenu dans vos poumons de façon calme et lente.

Concentrez-vous sur l'expiration lente, sans faire de pause, avant de reprendre une autre inspiration lente et profonde. Inscrivez le résultat de vos exercices sur la **fiche de relaxation** à la page 69.

EXERCICE 6

Objectif : Apprendre à différencier puis à contrôler certaines tensions musculaires

Entraînement à la relaxation musculaire

1. Ajoutez à l'exercice de 5 minutes du contrôle respiratoire les exercices de relaxation de groupes musculaires précis.
2. Exercez-vous tous les soirs avant de vous endormir.
3. Observez les mêmes consignes qu'à l'exercice 5.

   a) Les muscles de votre bouche et de votre mâchoire

   — Prenez une inspiration profonde ; en même temps, serrez vos lèvres et vos joues en exerçant une pression comme si vous vouliez les accoler.

   — Maintenez votre respiration et cette tension pendant 10 secondes (comptez lentement jusqu'à 10).

— Expirez totalement l'air de vos poumons en même temps que vous relâchez la tension.

— Respirez à votre rythme.

— Appréciez le bien-être que procure une détente musculaire.

— Répétez l'exercice 5 fois.

b) Les muscles de votre langue

— Prenez une inspiration profonde en même temps que vous poussez exagérément sur votre palais avec votre langue.

— Observez les mêmes consignes qu'à l'exercice 5.

c) Les muscles des épaules

— Prenez une profonde inspiration ; en même temps, élevez les épaules en serrant les bras de chaque côté de votre corps.

— Observez les mêmes consignes qu'à l'exercice 5.

d) Les muscles du thorax

— Prenez une profonde inspiration ; en même temps, contractez les muscles du thorax en exagérant la pression des muscles du ventre *vers l'intérieur du corps*, comme pour s'aplatir, en serrant les bras sur vous.

— Observez les mêmes consignes qu'à l'exercice 5.

Inscrivez le résultat de vos exercices sur la **fiche de relaxation**. Il suffit de cocher aux endroits appropriés.

FICHE DE RELAXATION

	Lundi	Mardi	Mercredi	Jeudi	Vendredi	Samedi	Dimanche
Respiration							
Bouche/ Mâchoire							
Langue							
Épaules							
Thorax							

Vous trouverez en annexe VI une **fiche de relaxation** que vous pourrez photocopier.

Pratiquez la relaxation tous les jours. Après seulement quelques semaines d'entraînement, vous réussirez de façon remarquable à réduire vos tensions.

Identifier les bégaiements

Avant de tenter toute correction du bégaiement, il faut prendre conscience de ses manifestations. Comme il a déjà été mentionné, il est étonnant de constater que les bègues identifient seulement 30 % de leurs bégaiements (8 % dans le cas des enfants). Ils savent qu'ils bloquent ou qu'ils répètent des mots, mais leurs bégaiements étant devenus automatiques, ils ne sont conscients que d'une infime partie de leurs manifestations. Il faut donc **développer cette prise de conscience** et identifier les syllabes bégayées.

La prise de conscience est la **première étape** dans un programme de traitement et augmente ses chances de succès. Si cette étape n'est pas effectuée pendant la thérapie, le bègue corrigera seulement une partie de ses bégaiements. Même si l'entraînement à la prise de conscience n'est pas une technique de contrôle du langage, les résultats sont intéressants. Précisons que la prise de conscience, à elle seule, n'élimine pas le problème, mais elle favorise une diminution du nombre de bégaiements. En effet, après quelques semaines seulement d'entraînement, la plupart des bègues réduisent considérablement leurs bégaiements.

Divers moyens permettent de mieux prendre conscience des syllabes bégayées. Avant d'entreprendre cette étape, trouvez d'abord une *personne susceptible de vous aider et de vous appuyer*.

Les étapes à suivre

Étape 1

Revoyez les manifestations du bégaiement décrites au chapitre 3 (hésitation, répétition, prolongation et blocage).

Étape 2

— Lisez un texte à voix haute pendant trois minutes et enregistrez-le.

— Identifiez les bégaiements (en utilisant les 4 types de manifestation) de la façon suivante :

a) prendre un crayon et une feuille ;

b) écoutez la bande sonore ;

c) au premier bégaiement, arrêtez le magnétophone et inscrivez le mot sur la fiche d'identification ;

d) au premier doute, écoutez de nouveau l'enregistrement ;

e) remplir **la fiche d'identification des bégaiements**.

FICHE D'IDENTIFICATION DES BÉGAIEMENTS

HÉSITATION	RÉPÉTITION	PROLONGATION	BLOCAGE
TOTAL			

Étape 3

— Vérifiez le travail accompli. L'identification des bégaiements sur la bande sonore s'effectuera par la personne qui vous aide. On décèlera ainsi les oublis ou les ajouts.

— Expliquez les différents critères à cette personne.

— Fournissez-lui une fiche d'identification des bégaiements (annexe VII).

— Expliquez-lui la procédure.

— Demandez-lui de remplir, seule, la fiche d'identification.

— Comparez ses résultats aux vôtres.

— Si l'identification diffère, écoutez de nouveau la bande pour parvenir à un accord.

Étape 4

Cette étape doit toujours s'effectuer au début et à la fin de vos exercices. Vous vous rendrez compte rapidement des progrès obtenus au cours d'un seul exercice.

— Enregistrez deux minutes sur des sujets qui vous intéressent : par exemple, passe-temps favori, activités accomplies au cours de la journée, récit d'un voyage, etc.

— En parlant, notez sur une feuille le nombre de bégaiements. Il ne s'agit pas d'identifier tous les critères, mais de compter le nombre de bégaiements.

— Comparez le nombre de bégaiements identifiés par vous et la personne qui vous aide.

— Si les résultats diffèrent, **écoutez la bande de nouveau.**

— Inscrivez le pourcentage de reconnaissance du nombre de bégaiements, soit le nombre de bégaiements identifiés par le bègue *divisé* par le nombre total de bégaiements identifiés par la personne qui vous aide, *multiplié* par 100.

ISBB ÷ ISBA x 100 = Entente inter-juge

ISBB = identification des syllabes bégayées par le bègue ;

ISBA = identification des syllabes bégayées par la personne aidante.

Voici un exemple :

— le nombre de bégaiements que le bègue a identifié = 6 ;

— le nombre de bégaiements que la personne qui vous aide a identifié = 10 ;

— 6 *divisé* par 10 *multiplié* par 100 = 60 %, c'est-à-dire que les personnes ont reconnu d'un commun accord 6 bégaiements sur 10.

Pour que vous puissiez reconnaître plus de 85 % de vos bégaiements, il faudra vous exercer **chaque jour** pendant au moins 2 semaines.

Étape 5

Cette étape suscite beaucoup de frustrations et d'impatience chez le bègue. Ce dernier doit, tout en parlant, identifier rapidement ses bégaiements (en donnant un coup de crayon sur la table, par exemple) et dire de quel type il s'agit. S'il en omet un, la personne aidante lui fera remarquer son oubli. En effet, pour le bègue, le bégaiement est devenu automatique et il est très difficile de **briser cet automatisme.** L'enregistrement deviendra utile si un désaccord survient : il suffira d'écouter de nouveau la bande sonore. Cet exercice durera une vingtaine de minutes. À la fin, retournez à l'étape 4 pour prendre conscience des progrès accomplis. Continuez cet exercice jusqu'à ce que l'accord entre les deux personnes s'élève à 85 %.

Ces exercices visent à reconnaître les bégaiements. Le bègue se surprendra à identifier ses bégaiements dans les activités quotidiennes. Si plusieurs auront le sentiment que leur nombre augmente, c'est tout simplement parce qu'ils n'en identifiaient auparavant qu'une infime partie. En effet, cette prise de conscience rend le bègue plus attentif à tout son langage et, par le fait même, lui permet de reconnaître un nombre toujours plus grand d'anomalies verbales. L'illusion que le bégaiement augmente s'estompera rapidement puisque le seul fait d'observer et de prendre conscience de ses différentes manifestations amène toujours une baisse de sa fréquence.

Étape 6

Nous avons décrit les quatre premiers types de bégaiement. Maintenant, identifions les gestes qui, parfois, l'accompagnent. Plusieurs bègues manifestent des tics en bégayant. Ces signes avant-coureurs et associés au bégaiement, tels que le clignotement des yeux, le regard fuyant, les mouvements de la main, du pied, le soulèvement des épaules ou de la tête, doivent également être systématiquement identifiés. Ils font partie de la chaîne d'automatismes qui mènent au bégaiement.

Exercices proposés :

— La personne qui aide identifie les gestes qui accompagnent le bégaiement pendant que le bègue parle.

— Le bègue peut déceler ces gestes avant même de les faire. Il essaie alors de les décrire et il l'indique à la personne qui l'aide.

— L'utilisation d'un miroir peut faciliter la tâche.

S'entraîner à reconnaître des bégaiements ainsi que certains gestes qui peuvent y être associés est une étape très importante avant de commencer à travailler sur le langage lui-même. Après avoir identifié plus de 85 % de vos bégaiements, vous allez entreprendre une autre étape : l'entraînement à la respiration régularisée. Comme il a déjà été mentionné, le bégaiement se produit lorsqu'il y a une désynchronisation entre la respiration et l'élocution. Il faut donc réapprendre à synchroniser la respiration afin que l'émission des sons se fasse aisément.

Entraînement à la respiration régularisée

Le cœur du programme de traitement est l'entraînement à la respiration régularisée qui vise à prévenir le bégaiement. Comme l'activité physiologique propre à la parole est perturbée chez la personne qui bégaie, c'est par le **contrôle de l'émission de l'air nécessaire à l'articulation** qu'elle se départira de son problème. La respiration régularisée se compose des éléments suivants :

1. *Révision des inconvénients* : Vous énumérez les inconvénients et les frustrations qui résultent du bégaiement. Cette révision vise à augmenter votre motivation. Inscrivez sur la **fiche des inconvénients et des actions prévues** (p. 75), d'un côté tous les inconvénients, et de l'autre les actions que vous pourrez entreprendre lorsque vous atteindrez une maîtrise correcte de votre débit verbal.

Exemple :

FICHE DES INCONVÉNIENTS ET DES ACTIONS PRÉVUES

Inconvénients	Actions prévues
Exemple : Je ne réponds jamais au téléphone	Exemple : Je pourrai répondre au téléphone

FICHE DES INCONVÉNIENTS ET DES ACTIONS PRÉVUES

INCONVÉNIENTS	ACTIONS PRÉVUES

2. *Activités incompatibles* : Vous inspirez lentement et vous expirez légèrement tout en détendant les muscles de votre poitrine et de votre gorge. Après avoir expiré légèrement, vous prononcez des mots à une syllabe. Pour vous faciliter la tâche, choisissez des mots qui débutent par une consonne fricative (S, J, F, V), parce qu'elles exigent que l'air passe entre la langue et les dents (ex. : feu, fou, fin, se, suis, sous, joue, je, jus, va, vient). Lorsque vous sentirez qu'il n'y a aucune tension musculaire et que vous contrôlez aisément votre respiration, répétez des mots à une syllabe qui commencent avec une consonne occlusive comme le T, D, K. Ces mots seront légèrement plus difficiles à prononcer parce que ces consonnes nécessitent une interruption du débit d'air (tu, ta, toit, dans, du, camp, cou). Le but de cet exercice vise à atteindre une nouvelle façon de respirer qui est cette fois synchronisée avec le langage. Ce ralentissement du débit verbal est essentiel afin de comprendre et de maîtriser le cycle respiratoire lors de la

prononciation. Après la maîtrise des mots à une syllabe, passez à 2 et à 3 syllabes. Continuez l'exercice en prononçant de courtes phrases. Augmentez graduellement la difficulté de la tâche jusqu'au langage normal. À partir de maintenant vous devrez, lors d'un bégaiement — et c'est une des plus grandes difficultés à surmonter — mettre en application l'activité qui lui est incompatible : cessez de parler, reprenez votre mot en expirant lentement et continuez votre phrase. Vous vous départirez ainsi de l'habitude de persister sur les mots et vous briserez cet automatisme.

3. *Entraînement préventif* : Lorsque vous prévoyez un bégaiement, mettez en application l'exercice des activités incompatibles. Il peut s'agir également d'une situation où parler vous met mal à l'aise. Dans ces cas-là, il est tout à votre avantage de vous attarder d'abord à votre respiration dans le but de sentir que vous avez le contrôle. Cela vise également à faire diminuer l'énervement que vous ressentez face à cette situation. Lorsque vous sentirez que vous avez le contrôle de votre cycle respiratoire, ralentissez votre débit verbal en faisant le plus de pauses possible.
4. *Pratique positive* : Avec la personne qui vous aide, vous allez faire des exercices qui s'enchaînent bien afin de faciliter votre fluidité verbale. Par exemple, vous parlerez d'un sujet que vous aimez en exerçant votre respiration sur de courtes phrases. Au début, ralentissez votre débit verbal pour vous habituer à contrôler l'émission de l'air. Il est important de vous fier à votre **fiche d'évaluation des événements propices à une fluidité verbale correcte** (p. 54). Dès lors, vous devriez planifier des moments précis d'exercices dans ces situations avec des personnes qui vous aident. Plus vous parlerez dans ces situations, plus vous prendrez conscience du contrôle que vous exercez sur votre langage.
5. *Aide de l'entourage* : Vous expliquez à des membres de votre famille et à des amis vos nouvelles habitudes de langage. Vous pouvez leur expliquer votre démarche et les informer de ce trouble et des attitudes qui vous facilitent la tâche lorsque vous parlez. Quand vous aurez parlé ouvertement de votre difficulté, vous vous sentirez plus à l'aise pour travailler de nouveaux apprentissages. De plus, en adoptant

des attitudes plus appropriées, vos proches parents ou amis seront alors également moins gênés de converser avec vous. Demandez-leur de commenter vos progrès et de vous rappeler de continuer à utiliser cette méthode si elle n'est pas parfaitement maîtrisée.

6. *Exercice en public* : Recherchez et affrontez des situations difficiles que vous évitiez auparavant. Faites une hiérarchie des situations qui vous obligent à parler en public. Par exemple, s'adresser à un chauffeur d'autobus lorsque l'autobus est bondé peut vous paraître passablement facile, alors que poser une question pendant une assemblée de parents vous semble extrêmement difficile. Il s'agit de faire une liste de ces situations et de les affronter en commençant par la situation la moins stressante pour vous. Augmentez graduellement la difficulté à mesure que vous vous sentirez en confiance. Il se peut que, pour certaines situations, vous soyez plus ou moins satisfait de votre performance. Vous pouvez vous remettre à la tâche et recommencer. Vous devez tenir compte également de vos attentes : si elles sont trop élevées, vous risquez un échec. C'est à ce moment précis que la personne choisie peut vous aider non seulement à évaluer vos attentes, mais aussi à évaluer vos performances. Vous pourrez ainsi comparer vos perceptions.

7. *Exercice post-traitement* : Encouragez-vous à persister jusqu'à ce que cette nouvelle habitude devienne automatique. Mesurez vos progrès en écoutant un enregistrement fait à vos débuts. Faites écouter cette bande à des personnes aidantes pour qu'elles vous encouragent à persister dans les efforts que vous faites pour changer. Exercez-vous tant que vous ne sentirez pas que vous avez la maîtrise de votre langage. N'oubliez pas que tous les individus bégaient et que même les non-bègues ne contrôlent pas toujours leur langage à cause de plusieurs circonstances, par exemple la fatigue. Il faut que vous appreniez à dépasser ces épisodes, à avoir confiance en vous et à persister dans votre démarche de changement. Enfin, utilisez continuellement cette méthode en vous encourageant par de petites phrases du genre : « Prends ton temps pour respirer, diminue ta vitesse. »

Application dans la vie quotidienne

Les pratiques quotidiennes, comme nous l'avons vu, sont essentielles et indispensables. De cette façon, le bègue arrive à contrôler ses bégaiements en clinique et à la maison. Toutefois, s'il se limite aux exercices, il risque d'avoir des difficultés à généraliser, c'est-à-dire à intégrer sa technique de respiration régularisée aux activités de tous les jours ; il est donc important de considérer cette étape comme **essentielle** à la réussite. Il est cependant très difficile d'utiliser tout de suite et en tout temps la respiration régularisée. Cela demande un effort constant, car ce nouveau comportement n'est pas encore automatisé.

Rappelez-vous l'époque où vous avez commencé à conduire une voiture : le simple fait de faire fonctionner la radio ou le dégivreur pouvait vous faire perdre votre concentration ; mais aujourd'hui, vous arrivez à suivre une conversation avec vos passagers tout en effectuant différentes manœuvres. Le même phénomène se produit avec la respiration régularisée. Au tout début, on doit se concentrer dès le commencement de chaque phrase pour ne pas oublier de prendre sa respiration et pour faire correctement les différentes étapes de la technique. Ce n'est qu'avec la pratique qu'on arrive à automatiser la respiration régularisée. La façon d'y arriver est d'intégrer et d'introduire graduellement la technique de respiration dans votre quotidien. L'établissement de mini-objectifs quotidiens permet d'établir un certain cadre et de maintenir votre motivation si les objectifs fixés ont été atteints.

Voici deux listes d'activités ; l'une s'adresse aux adultes et l'autre aux parents d'enfants bègues.

Adultes

- Pendant la pause-café, entreprenez une courte discussion d'environ 5 minutes avec un collègue avec qui vous vous sentez à l'aise tout en mettant l'accent sur la respiration.
- Utilisez la technique de respiration lorsque vous répondez au téléphone à la maison.
- Faites 10 minutes de lecture à voix haute d'un journal ou d'un livre en ne prenant que des bouts de phrases.
- Jouez à des jeux de société en famille et intervenez en prenant toujours votre respiration.

Remplissez la **fiche d'exercice (adulte)** après avoir fait une liste de 3 objectifs, comme le montre l'exemple qui suit.

FICHE D'EXERCICE (ADULTES)

Objectifs	Lundi	Mardi	Mercredi	Jeudi	Vendredi	Samedi	Dimanche
1. Parler 5 minutes avec mon collègue Pierre	absent*	5 min.	10 min.	à l'extérieur*	5 min.	ne s'applique pas*	
2. Faire 3 appels téléphoniques par jour : collègue, ami, famille, etc.	3	2	3	0	3	3	3
3. Faire ma technique respiration régularisée 10 minutes à chaque repas	10 min.	pas fait	5 min.	pas fait	10 min.	10 min.	10 min.
Total des objectifs respectés	3	1	2	1	3	3	3

* Compter comme si vous l'aviez fait lorsque le contexte n'était pas propice.

FICHE D'EXERCICE (ADULTES)

Objectifs	Lundi	Mardi	Mercredi	Jeudi	Vendredi	Samedi	Dimanche
1.							
2.							
3.							
Total des objectifs respectés							

Parents d'enfants bègues :

— Planifiez 5 minutes d'exercices pendant les repas.

— Planifiez des exercices à faire pendant les devoirs ou les leçons de l'enfant. Par exemple pendant :

- — la lecture ;
- — l'apprentissage des mots de vocabulaire ;
- — la récitation d'un poème ;
- — la *pratique d'une communication orale*.

— Jouez à des jeux de société avec l'enfant et faites-lui penser à utiliser sa technique de respiration avant de parler.

— Jouez à « Fais-moi un dessin ». Cet exercice est à faire lorsque l'enfant maîtrise pleinement sa respiration, car il demande des réponses spontanées et très rapides.

Entraînement en groupe

Dans notre clinique, nous privilégions les rencontres de groupe. La personne se rend ainsi compte qu'elle n'est pas seule et que d'autres mettent aussi beaucoup d'efforts pour se départir de leur bégaiement. Les rencontres de groupe se font dès que les personnes maîtrisent les rudiments de la respiration régularisée. Comme nous l'avons mentionné précédemment, la technique de respiration provoque, après quelques séances, une chute relativement rapide du nombre de bégaiements. Le bègue, lorsqu'il parle, atteint donc le critère de réussite de 3 % de syllabes bégayées, mais seulement en milieu clinique. Toutefois, les gains demeurent précaires, car les nouveaux comportements ne sont pas automatisés. Alors que seuls les exercices quotidiens peuvent permettre l'intégration des nouveaux apprentissages, les bègues, éblouis par leurs récents succès, sont alors tentés de diminuer leurs exercices à la maison. C'est souvent l'étape la plus difficile du traitement, car les gains sont moins spectaculaires et la personne doit faire des tentatives de généralisation dans le quotidien.

C'est à ce moment-là que le groupe peut aider la personne qui bégaie à rester motivée. Il permet au bègue **de se sentir soutenu et encouragé**. De plus, sachant qu'il aura à parler devant le groupe à sa prochaine rencontre, il est davantage motivé à faire les exercices requis. Il se développe ainsi une solidarité entre les participants. Les rencontres permettent aussi aux bègues de partager leurs angoisses, leurs peurs irrationnelles. Le groupe représente un milieu social idéal pour le bègue qui veut mettre à l'épreuve sa capacité de parler devant d'autres personnes. Il constate alors qu'il n'est pas seul, et chacun participe activement afin de trouver des solutions. Durant ces exercices de groupe, on peut demander à chaque participant de faire, au cours des semaines suivantes, une présentation en public. Cette dernière étant demandée à l'avance, chaque membre du groupe peut se préparer techniquement et mentalement.

Cette situation comporte des caractéristiques différentes de celles du langage spontané, puisque le bègue est invité à parler d'un sujet qu'il connaît. Après avoir préparé sa communication et respecté les qualités inhérentes d'un discours en public (message clair et organisé, transitions appropriées), il doit d'abord identifier les mots les plus difficiles et ceux sur lesquels il a peur de buter. La prononciation de ces mots devra être exercée à l'aide de la respiration régularisée. Par la suite, il se représentera mentalement le déroulement de toute la situation. Le bègue prendra bien soin de concentrer toute son attention sur son contrôle respiratoire, son débit, son intonation et sa prononciation. Cette expérience par l'imagination permet d'apprivoiser et d'entrevoir agréablement la situation. Une répétition devant des parents ou des amis est fortement recommandée, puisqu'elle est l'occasion de voir ses faiblesses et de les travailler.

Lorsqu'un bègue, qui entreprend de modifier son langage, maîtrise son élocution, il doit rechercher les occasions où il peut pratiquer ces techniques afin de se départir complètement de ce problème. Cependant, beaucoup n'osent le faire par crainte de paraître ridicules et d'être la cible de moqueries. Il est essentiel de **travailler au niveau des idées et des attitudes à l'égard du bégaiement**.

Modification des idées et des attitudes à l'égard du bégaiement

Les bègues ont très peur de ne pas réussir à dire ce qu'ils voudraient sans bégayer. Ils craignent les remarques et opinions désobligeantes. Ces peurs, bien souvent irrationnelles, augmentent le niveau de stress. Il est donc plus facile d'éviter des situations, des interlocuteurs ou des mots que de les affronter. Toutefois, **un bègue ne peut penser se départir de son bégaiement s'il n'affronte pas ses peurs**.

Mais comment fait-on pour changer ses idées ? D'abord, il faut être honnête envers soi-même et être capable d'identifier précisément ses craintes en les énumérant de façon hiérarchique, en allant de la moins stressante à la plus stressante. On se fixe par la suite un objectif à partir de la situation la moins stressante. Les craintes relatives à une situation peuvent être rationnelles, irrationnelles ou douteuses. On peut les évaluer en les confrontant à la réalité. Par exemple, si Antoine a peur de rencontrer un ours dans les bois, sa peur est rationnelle parce qu'il y a un danger réel d'être en présence d'un animal sauvage et que ce dernier l'attaque. Si Carole croit qu'elle est une bonne à rien parce qu'elle a raté un examen, son idée est irrationnelle. Lorsqu'elle confronte cette idée à la réalité, Carole doit se rendre à l'évidence qu'elle a eu des succès antérieurs : elle a déjà obtenu des résultats satisfaisants et elle a du talent pour la peinture, le chant et les relations humaines. Elle n'est donc pas une bonne à rien. Si Luc est malheureux parce qu'il dit qu'il ratera sa vie, son idée est douteuse, car il est impossible de connaître exactement ce qui se passera dans l'avenir. Ainsi, à partir du moment où ce que l'on pense est irréaliste, il importe de **confronter ses idées à ce qui se passe dans la réalité** et de modifier ses pensées en conséquence.

Voici l'exemple de Denise qui avait une peur extrême de rencontrer des gens nouveaux parce qu'elle devait se présenter et ne réussissait jamais à dire son nom de famille sans bégayer. Un jour, elle rencontre un homme qui lui plaisait beaucoup. L'homme l'aborde et commence à lui parler :

Idée irrationnelle :	« Cet homme me plaît et j'aimerais le connaître. Je suis certaine qu'il va finir par me demander mon nom. Quand il verra que je bégaie et que je ne suis même pas capable de dire mon nom sans bégayer, c'est sûr qu'il ne voudra plus rien savoir de moi. »
Émotion ressentie :	Denise se sentira découragée, déçue et triste.
Comportement :	Elle trouvera toutes sortes de prétextes pour éviter de faire face à cette crainte. Elle se retirera de la conversation et, qui sait, perdra peut-être une occasion de connaître quelqu'un d'intéressant.

Denise décide de se prendre en main et de confronter ses pensées irrationnelles à la réalité :

Idée rationnelle :	« Cet homme me plaît et j'aimerais le connaître. Il me demandera sûrement mon nom et peut-être que je vais bégayer. Le fait de bégayer ne veut pas dire nécessairement qu'il ne voudra plus me parler, du moins maintenant. De toute façon, je n'ai rien à perdre. »

Émotion ressentie : Denise aura confiance en ses capacités, car elle aura dédramatisé la situation.

Comportement : Denise continuera de discuter avec cet homme malgré ses difficultés d'élocution et profitera pleinement de ce qu'elle est en train de vivre.

Confronter ses idées à la réalité est une tâche complexe pour tout le monde. L'identification des pensées irrationnelles est un travail laborieux, et il est difficile d'automatiser une nouvelle façon de penser, car ce genre d'idées peuvent être installées depuis déjà fort longtemps. Il faut donc prendre l'habitude d'y faire face, mais cela demande évidemment beaucoup de temps et d'efforts de les modifier.

Exercice de confrontation

Il vous est sûrement déjà arrivé des situations semblables à celles mentionnées plus haut. Faites l'exercice suivant : pensez à un événement stressant qui vous est déjà arrivé. Par la suite, recherchez les pensées qui vous sont venues immédiatement en tête. Ces pensées étaient-elles rationnelles, irrationnelles ou douteuses ? Prenez note du comportement qui a suivi ces pensées. Si elles étaient irrationnelles, confrontez-les à la réalité. Réajustez ce que vous vous dites intérieurement et essayez d'imaginer quel aurait été votre comportement si vous aviez changé votre manière de penser. Remplissez la **fiche de confrontation.**

FICHE DE CONFRONTATION

Événement : ______________________________

Pensées : ______________________________

Comportement : ______________________________

Si pensées irrationnelles, confrontation : ______________________________

____

Comportement : ______________________________

Prévention et rechutes

Le bègue qui a suivi un programme de traitement pour modifier son langage aura toujours à faire face à certaines difficultés à un moment ou à un autre de sa vie. Plus la situation sera stressante, plus les risques de faire une rechute seront grands. C'est pourquoi une pratique régulière des exercices mentionnés dans ce chapitre aidera à prévenir les risques de rechutes. Si le bègue, après quelques semaines de traitement, arrête complètement tout entraînement, le bégaiement se réinstallera très rapidement. Au contraire, s'il fait ses exercices régulièrement, le nouveau comportement (fluidité verbale contrôlée) deviendra de plus en plus automatique et se maintiendra.

Efficacité de cette technique

Afin d'illustrer l'efficacité des techniques élaborées précédemment, voici un graphique comportant les différentes étapes du traitement.

GRAPHIQUE TYPE

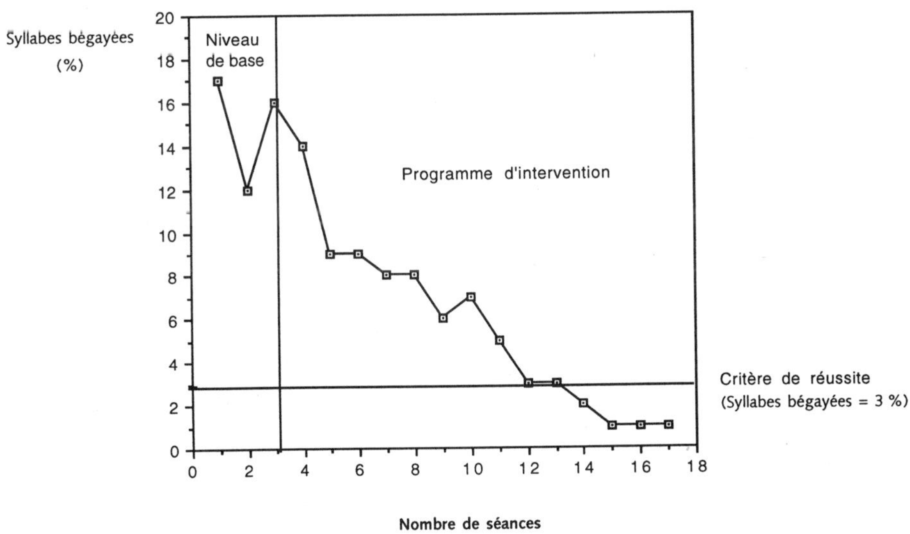

Comme vous pouvez le constater sur ce graphique type, la personne se situe respectivement à 17, 12 et 16 % lors des 3 premières séances. En clinique, nous récoltons 3 échantillons afin de déterminer le niveau de base. Le niveau de base est un ensemble de mesures objectives prises avant que le programme d'intervention ne soit instauré. En faisant la moyenne (17 % + 12 % + 16 % ÷ 3), nous obtenons un niveau de base de 15 %, ce qui constitue un bégaiement sévère.

Par la suite, des échantillons d'une minute lors de chaque rencontre pendant le traitement permettent de suivre les progrès effectués. Nous observons régulièrement, tout comme dans ce graphique type, une diminution importante du pourcentage de syllabes bégayées, puis une phase de plateau (stabilité), et enfin l'atteinte du critère de réussite qui est de 3 %. Nous tenons à vous rappeler qu'il est souvent facile de se laisser aller à diminuer les efforts et la fréquence des exercices lorsque l'amélioration est notable. Prenez garde ! Il ne faut pas se relâcher, mais au contraire maintenir les bonnes habitudes déjà acquises.

Nous vous suggérons fortement de tenir à jour votre propre graphique afin de pouvoir visualiser votre progression.

GRAPHIQUE TYPE

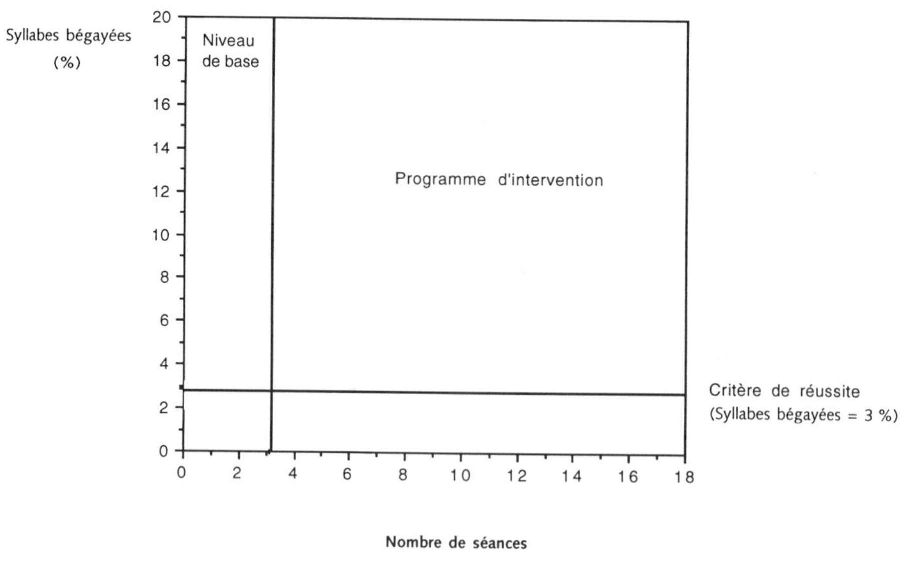

Chapitre 5

Les difficultés rencontrées

L'expérience de notre clinique montre que les bègues, qu'ils soient enfants, adolescents ou adultes, ne réussissent pas facilement à se départir de leur problème. Mais tous parviennent quand même à **maîtriser leur élocution** et ce, aussi bien en clinique que dans leur vie quotidienne. Pour certains, cette réussite s'avère cependant de courte durée ; une fois satisfaits de leur performance, ils ne déploient plus l'énergie nécessaire pour faire les exercices exigés. D'autres éprouvent de l'inconfort ou de la fatigue à garder constamment en tête qu'ils doivent contrôler leur respiration lorsqu'ils parlent. En somme, ces individus ont toujours de bonnes raisons pour ne pas faire leurs exercices et ne pas essayer leurs nouvelles habiletés. En conséquence, ils démissionnent avant que celles-ci soient devenues automatiques.

Les difficultés des enfants

Le cas des enfants qui ne surmontent pas facilement leur problème d'élocution est particulier. Il ne s'agit pas d'identifier ici un coupable, mais il faut malheureusement constater que, pour ces cas très rares, les parents sont souvent en cause.

Dès le départ, on explique aux parents les différentes techniques et la raison de leur utilisation. On leur répète avec insistance qu'une heure d'exercice avec le thérapeute en clinique n'est pas suffisant pour espérer des changements durables chez l'enfant. Ils doivent superviser les exercices chaque jour et se rappeler que la clef du succès se trouve dans le travail quotidien à moyen terme.

Modifier le bégaiement est un travail ardu qui s'étend sur plusieurs semaines. Les parents qui prennent en charge les exercices doivent le faire de façon continue avec une très grande assiduité. On a observé que, lorsque les parents n'interviennent que modérément, les enfants persistent à bégayer. Au début, les parents sont enthousiastes puisque des changements se produisent rapidement. Ils sont souvent surpris de voir que leur enfant maîtrise très bien les techniques et que leurs efforts ont porté fruit. Ils se permettent alors un relâchement. Après quelques semaines, le nombre d'exercices diminue pour s'estomper presque complètement par la suite. D'autres parents sont tout simplement débordés ; ils travaillent à l'extérieur, doivent s'occuper de leurs autres enfants, sont las de consacrer autant de temps à ces exercices. Dans tous les cas, le résultat est désastreux : les enfants recommencent à bégayer, même si ce n'est plus avec la même fréquence qu'auparavant. Bref, ils subissent un échec difficile à surmonter.

Il est donc impératif que les parents qui désirent voir leur enfant se départir de ce problème puissent s'engager pour une période de six mois à un an. En effet, l'enfant qui n'est pas solidement encadré, sollicité et motivé préférera toujours la bicyclette ou le nintendo à la pratique de son élocution. Si les parents ne sont pas prêts à prendre un tel engagement, ils doivent remettre leur projet à plus tard ou, encore trouver, à l'aide d'un spécialiste, une personne qualifiée pour superviser les exercices.

Choisir un professionnel

Les parents qui s'aperçoivent que leur enfant bégaie ont d'abord le réflexe de demander conseil aux professionnels de la santé. Dans la plupart des cas, ces derniers leur répondent : « Ne vous inquiétez pas, les bégaiements disparaîtront avec l'âge. » Malheureusement, le bégaiement ne disparaît pas toujours avec le temps, surtout si l'enfant présente tous les facteurs de risque. Il est alors important d'agir afin d'éviter que le problème ne s'aggrave.

Les parents ont intérêt, en premier lieu, à modifier leurs attitudes et leurs comportements lorsqu'ils parlent avec leur enfant. Bien sûr, ce changement n'est pas toujours un traitement miracle. Cependant, avant même de voir un professionnel, il faut que les parents comprennent que **modifier un problème d'élocution implique un travail quotidien avec l'enfant**. C'est un engagement. Lorsque la modification de certaines habitudes et attitudes ne suffit pas, il est recommandé de consulter un professionnel spécialisé dans le domaine. Bien sûr, l'enfant, même tout jeune, doit être mis au courant de votre démarche.

Il est important de choisir un consultant qui a déjà travaillé auprès de plusieurs enfants bègues. On essaie ainsi d'éviter de placer l'enfant devant un échec qui, pour toutes sortes de raisons, sera de plus en plus difficile à surmonter au fur et à mesure qu'il vieillira.

Évidemment, même un spécialiste peut avoir des difficultés avec tel ou tel enfant particulier, mais s'il a les habiletés pour superviser et appuyer les parents tout au long de l'intervention, il est certain que, tous ensemble, ils réussiront.

Le choix d'un professionnel contribue au succès ou à l'échec de la modification du langage. Certains critères de sélection vous aideront à choisir un thérapeute qui saura répondre adéquatement à vos besoins.

1. *La formation du thérapeute* : Vous êtes en droit de demander au thérapeute quelles sont sa formation dans le domaine et son expérience professionnelle. Une formation générale qui touche les problèmes de comportements est un atout majeur. Le thérapeute est alors davantage en mesure de tenir compte de tous les aspects du problème.
2. *L'approche du thérapeute* : Certains aspects du développement du bégaiement peuvent avoir des conséquences psychologiques, mais la cause du bégaiement n'est jamais psychologique. Il faut donc être prudent lorsque le thérapeute affirme que le bégaiement est d'origine psychologique ou dû à un traumatisme. L'approche du thérapeute devrait avoir été étudiée scientifiquement et avoir fait ses preuves.

3. *Le nombre de séances* : Dès la première rencontre, vous devriez être en mesure de savoir le temps approximatif nécessaire à l'intervention. De plus, le thérapeute devrait vous informer de sa démarche, étape par étape.
4. *La collaboration des parents* : Les parents doivent faire partie intégrante de la thérapie. Il faut se méfier des thérapeutes qui les excluent complètement du bureau de consultation. Les parents agissent comme cothérapeutes ; cela est une condition essentielle à la réussite du traitement.
5. *Évitez les thérapeutes qui vous jugent* : Quel que soit votre comportement passé face à vous-mêmes ou à l'égard de votre enfant, les problèmes d'élocution se seraient tout de même développés. Il ne s'agit pas de se culpabiliser ou de se faire culpabiliser, mais plutôt de trouver des moyens pour remédier à la situation.

Les difficultés des adultes

Nous avons observé que les adultes bègues sont beaucoup plus réfractaires au changement que les enfants et que le traitement est souvent plus long. En effet, ces adultes ont de la difficulté à modifier leurs anciennes habitudes causées par de nombreuses situations sociales très décevantes. Parce qu'ils avaient peur de bégayer, ils ont, à maintes reprises, évité de nombreuses situations : à l'école, ils ne pouvaient pas toujours répondre aux questions de l'enseignant ou ils se trouvaient dans une situation embarrassante devant la classe ; ils préféraient demeurer à la maison plutôt que d'aller jouer avec des amis ; ils évitaient de postuler pour un nouvel emploi ; ils ne se plaignaient pas dans un magasin même lorsqu'ils avaient raison de le faire. En somme, leur vie s'est souvent articulée autour de leur problème.

Les psychologues savent bien que plus on évite une situation, plus il est difficile par la suite d'y faire face puisque nos idées sur cette situation deviennent irrationnelles. Pour briser l'habitude de bégayer, on demande à la personne, lorsqu'elle est entraînée, de s'arrêter lorsque survient un bégaiement et de prendre sa respiration sur le mot à prononcer. Or, les adultes ont souvent une peur irrationnelle de respirer en public ; ils pensent que les autres les regardent ; ils ont peur d'affronter telle ou telle situation, ne veulent pas s'arrêter même s'ils bégaient et préfèrent continuer à parler ; ils veulent parler vite, avant les autres ; bref, toutes les raisons sont bonnes pour justifier le manque de rigueur et de régularité pour appliquer des habiletés apprises. Mais comment expliquer ces comportements ? Trop souvent, les adultes n'établissent pas clairement leurs priorités et la modification de leur élocution passe fréquemment au second plan. Étant donné qu'ils ont plus d'expériences de vie que les enfants, une carrière, un travail satisfaisant, ils ont appris à vivre avec leur problème. Bien sûr, ils aimeraient contrôler davantage leur élocution, mais l'effort nécessaire à long terme leur semble beaucoup trop grand par rapport aux bénéfices escomptés.

Comme tous ceux qui veulent modifier un comportement, les bègues veulent « une pilule miracle » qui agirait rapidement et durerait longtemps. De plus, ils veulent très souvent garder le secret de leur démarche. Leur objectif est de réussir, du jour au lendemain, à tenir une conversation avec leurs proches en contrôlant parfaitement leur débit verbal et sans que ces derniers ne se soient aperçus d'un changement graduel au cours des semaines.

On peut expliquer cet objectif irréaliste de plusieurs façons. Tout d'abord, les bègues ont peur de se retrouver une fois de plus devant un échec. La grande majorité a déjà consulté, en vain, différents spécialistes et suivi des programmes de traitement qui n'ont rien donné. Ils craignent également de se faire observer s'ils appliquent les techniques qu'ils ont apprises et de faire l'objet de commentaires de la part de leurs interlocuteurs. Ils ne veulent pas se faire critiquer sur leur contribution au processus de changement ni sur le temps qu'ils y consacrent. De plus, ils n'aiment pas l'idée de se faire reprendre par quelqu'un de leur entourage et considèrent souvent cette intervention comme un reproche plutôt que comme une critique constructive.

CONCLUSION

Quel que soit leur âge, les bègues qui suivent un programme de traitement efficace peuvent se départir de leur bégaiement. Nous avons obtenu en clinique des résultats très encourageants aussi bien avec des enfants de 4 ans qu'avec des personnes de 68 ans.

Les personnes qui bégaient présentent un nombre de syllabes bégayées plus élevé lors de la première rencontre avec un thérapeute que dans la vie quotidienne. À la fin du traitement, cette situation s'inverse ; les bégaiements sont moins nombreux en clinique. Les bègues que nous avons rencontrés, peu importe leur âge, sont satisfaits, au milieu du traitement, de leur performance en clinique et le disent.

Ceux qui suivent un programme de traitement expliquent de différentes façons l'évolution de leur langage. 1) Ils se sentent en confiance puisque le thérapeute a déjà traité des individus et connaît ce problème. Donc, mis à part la première rencontre, ils ne se sentent pas anxieux ou gênés de leurs performances. 2) Comme le thérapeute ne coupe jamais la parole, ils ne sont pas pressés de dire ce qu'ils ont à dire. Ils peuvent commencer leurs phrases de façon détendue et calme. 3) Le contexte clinique est calme et relaxant, ils ne sont pas bousculés pour répondre. 4) Enfin, il existe une complicité entre le thérapeute et le bègue puisqu'ils travaillent pour atteindre le même but.

Il est toutefois utile de rappeler que ces résultats exigent un entraînement de longue haleine au cours duquel vous progressez lentement, afin de pouvoir développer un sentiment de maîtrise sur votre fluidité verbale. Mais quelques mois suffiront pour obtenir une excellente fluidité verbale, laquelle, grâce à un travail assidu et régulier, se généralisera graduellement dans toutes les situations de la vie quotidienne.

Certains bègues aimeraient généraliser ce nouveau débit verbal dans leurs activités quotidiennes, mais ils ne maîtrisent pas assez leurs nouvelles habiletés. Souvent ils s'emballent, oublient d'utiliser leurs techniques, ruminent des pensées dévalorisantes et se fixent des objectifs trop élevés.

Si vous arrêtez de vous entraîner avant que ces nouvelles habitudes deviennent automatiques, le travail sera à recommencer. Il revient au thérapeute de s'assurer, à l'aide d'un programme très articulé et appliqué avec discipline, que les améliorations obtenues en cours de traitement se manifestent également en dehors de la clinique. Sans quoi, à long terme, les résultats du traitement risquent d'être décevants et le bègue subira encore une fois un échec. Il est donc fortement recommandé de vous exercer de six à huit mois après le début de votre programme de traitement.

Points à retenir

Il est essentiel de garder à l'esprit que la modification d'un comportement et son maintien dans le temps représentent un travail ardu et très exigeant. Afin de prévenir les rechutes, voici quelques informations complémentaires à l'égard desquelles vous devez être vigilants.

Régularité

La modification du bégaiement exige un travail régulier et quotidien. C'est avec des exercices constants que les changements s'observent et que les objectifs visés s'atteignent plus rapidement.

Objectifs réalistes

Avant de pouvoir vous sentir à l'aise devant un groupe de personnes inconnues, vous devez apprendre à utiliser vos nouvelles habiletés avec des gens avec qui vous vous sentez en confiance. Il est préférable de vous fixer de petits objectifs à atteindre les uns à la suite des autres plutôt que de viser une fluidité verbale quasi parfaite et risquer de vous décourager. N'oubliez pas qu'une personne ne présentant pas de problème de bégaiement peut bégayer à l'occasion ; tout le monde bégaie en moyenne trois syllabes sur cent (3 %).

Persévérance

Ne vous attendez pas à obtenir des changements instantanés dès vos premières semaines de pratique. Le contrôle du débit verbal s'acquiert au bout de quelques mois et passe par différents stades. Durant l'apprentissage de cette nouvelle habileté, vous aurez l'impression de revenir à la case départ alors que la journée précédente vous sentiez que vous maîtrisiez parfaitement la situation. Ne paniquez pas ! Il est tout à fait normal de faire l'expérience de ce phénomène avant que le contrôle de votre débit verbal ne devienne automatique.

Vigilance

Identifiez les éléments qui pourraient provoquer une augmentation de vos bégaiements. Le stress, la fatigue et l'épuisement sont autant de facteurs qui peuvent avoir un impact négatif sur votre élocution. En tenant compte de ces facteurs dans votre démarche, vous pourrez appliquer des stratégies qui vous permettront de persister dans vos efforts.

Prévention des rechutes

Dites-vous bien qu'il y aura toujours des journées où vous vous contrôlerez moins bien. Dès l'apparition des difficultés, ne retombez pas dans le piège de l'évitement des situations sociales ou autres. Vous devrez plutôt vous retirer cinq minutes dans un endroit calme, faire des respirations sur des mots à une syllabe, confronter vos idées irrationnelles en ayant à l'esprit que vous ne pouvez pas désapprendre ce que vous avez déjà appris. De cette façon, vous augmenterez immédiatement le contrôle de votre fluidité verbale ainsi que la confiance en vos propres capacités.

Annexes

ANNEXE I

RÉPONSES AU QUESTIONNAIRE I : « CONNAISSEZ-VOUS LE BÉGAIEMENT ? »

1. **Plus de filles que de garçons bégaient.**

   Faux. La plupart des études sur le sujet indiquent que la proportion des garçons qui bégaient est de 4 à 5 fois plus élevée que celle des filles. Cependant, dans notre pratique, nous retrouvons 10 garçons qui bégaient pour une fille.

2. **La plupart des bègues trouvent qu'ils ont une grande fluidité de paroles dans certaines situations.**

   Vrai. Le bègue ne bégaie pas toujours. Il connaît des situations qui facilitent un débit verbal correct.

3. **Dans plusieurs cas, on peut identifier l'événement spécifique qui a causé le bégaiement.**

   Faux. Un événement précis peut contribuer à exacerber le problème de langage. Les parents rapportent souvent que leur enfant présentait, dès son jeune âge, un léger retard au niveau de l'acquisition du langage. De plus, ils notaient des bégaiements légèrement plus nombreux que ceux présentés par les frères et les sœurs. Ainsi, le bégaiement se développerait et se maintiendrait chez les individus prédisposés où l'événement rapporté n'a fait que stimuler le trouble de langage déjà présent.

4. **Le bégaiement apparaît habituellement de façon subite et spontanée.**

   Faux. Le développement du bégaiement est insidieux et graduel.

5. **L'individu qui bégaie moyennement le fait approximativement sur 1/3 des mots.**

   Faux. L'individu qui bégaierait sur 33 % des mots serait considéré comme atteint d'un bégaiement très sévère.

6. **La plupart des bégaiements durent moins de deux secondes.**

   Vrai. Ce n'est que dans de rares occasions que le bègue prend plus de deux secondes pour compléter un mot. Dans certains cas sévères, les bègues peuvent prendre régulièrement plus de temps. Ils ne sont cependant pas représentatifs des bègues en général.

7. **Approximativement 5 % de la population bégaie à un moment de leur vie.**

   Vrai. Il y aurait 4 à 5 % des enfants qui bégaieraient à un moment de leur vie. Heureusement, chez plusieurs enfants ce trouble s'éliminera sans l'intervention d'un professionnel.

8. **Les bègues éprouvent tous la même difficulté avec tous les sons (phonèmes).**

   Faux. La difficulté de prononciation d'un mot ou d'une syllabe diffère d'un bègue à l'autre.

9. **Un bègue a tendance à bégayer sur les mêmes mots.**

   Vrai. Le bègue éprouve généralement de la difficulté avec certains mots, peu importe la situation ou l'endroit où ils se trouvent dans une phrase.

10. **Il n'y a aucune relation entre le bégaiement et l'intelligence.**

    Vrai. Comme dans la population générale, on retrouve, parmi les bègues, différents niveaux d'intelligence. Le bégaiement est un problème physique distinct et n'a aucune relation avec le potentiel intellectuel d'un individu.

11. **Les bègues sont fréquemment capables de prédire les mots sur lesquels ils vont bégayer.**

    Vrai. Le bègue sait qu'il éprouve une difficulté particulière avec certains mots. Il appréhende de les prononcer et cela provoque souvent des bégaiements.

12. **Si une personne qui bégaie lit à haute voix un même passage plusieurs fois, ses bégaiements diminueront à chaque lecture.**

Vrai. La répétition d'une lecture à haute voix facilite, chez tous les individus, un débit verbal correct et améliore la qualité de lecture (pause de voix, timbre, intonation, etc.). Cela est également vrai pour la personne qui bégaie qui devient familière avec un texte : cela diminue son anxiété.

13. **On croit en général que le bégaiement est dû à un problème physique ou organique.**

Vrai. Le bégaiement n'est pas causé par un problème psychologique, mais plutôt par une légère différence au niveau du fonctionnement des organes phonatoires.

14. **Étant donné que la plupart des bègues commencent à bégayer dans leur enfance et arrêtent avant l'âge adulte, plusieurs spécialistes considèrent le bégaiement comme étant un trouble de l'enfance.**

Vrai. C'est la raison pour laquelle il y a de nombreux adolescents qui consultent pour un problème de bégaiement alors qu'il leur avait été dit que ce trouble disparaîtrait en vieillissant. Un bégaiement qui persiste après l'âge de cinq ans ne se résorbera pas de lui-même ; il est donc impératif de consulter un spécialiste pour enrayer ce trouble qui s'installera de façon permanente.

15. **Les spécialistes identifient plusieurs sources de bégaiement.**

Vrai. La majorité des spécialistes pensent que le bégaiement peut provenir de plusieurs sources : manque d'attention, problèmes de décodage auditif, de formulation de phrases, d'articulation, de communication familiale liée à des attentes irréalistes de la part des parents, etc.

16. **Les bègues parlent moins que les non-bègues.**

Vrai. En groupe, les bègues ont tendance à moins parler, car ils craignent de bégayer.

17. **Environ 1 % de la population adulte bégaie.**

Vrai. Environ 5 % des individus présentent ce trouble au cours de leur enfance. La majorité d'entre eux ont une rémission spontanée, c'est-à-dire que les difficultés d'élocution disparaissent d'elles-mêmes sans aucune intervention spécialisée. Par contre, 1 % d'entre eux continuera de présenter ce trouble qui les suivra jusqu'à l'âge adulte.

18. **Le bégaiement se situe le plus souvent sur la première ou la seconde syllabe des mots.**

Faux. Le bégaiement apparaît le plus souvent sur la première syllabe des mots.

19. **Chanter aide le bègue à avoir une plus grande fluidité verbale.**

Vrai. Une chanson rythmée facilite un débit verbal correct chez le bègue. Le rythme est un élément fondamental de toute thérapie appropriée et efficace.

20. **Plus le bègue parle fort, plus il bégaie.**

Faux. Il est admis qu'une bonne respiration entraîne moins de bégaiements, peu importe l'intensité avec laquelle nous la faisons, que ce soit en chuchotant, parlant ou criant.

21. **La majorité des bègues commencent à bégayer avant l'âge de trois ans.**

Vrai. La plupart des bègues commencent à manifester certains bégaiements dès l'acquisition du langage.

22. **Quatre bègues sur cinq éliminent leur bégaiement sans l'aide d'un professionnel.**

Vrai. Certains bègues développent par eux-mêmes des contrôles efficaces pour atteindre un débit verbal normal.

23. **Le bégaiement a une incidence familiale.**

Vrai. Habituellement, on retrouve dans la famille immédiate ou élargie du bègue une autre personne qui présente ce trouble.

24. **On retrouve le bégaiement plus fréquemment dans les milieux socio-économiques favorisés.**

    Faux. Le bégaiement n'est pas associé à un niveau socio-économique particulier.

25. **Les bègues peuvent se départir de leur bégaiement à n'importe quel âge.**

    Vrai. Cependant, pour les adultes, le travail est plus ardu puisque, dans l'ensemble, ils ont vécu plus d'expériences sociales négatives reliées à leur problème d'élocution.

26. **Les bègues possèdent des traits de personnalité communs.**

    Faux. Il n'existe aucune étude sérieuse qui confirme cet aspect. Ce sont davantage les croyances populaires qui sont responsables de l'idée que les bègues étaient plus gênés, plus peureux ou encore plus introvertis.

27. **Le bégaiement peut s'attraper.**

    Faux. Le bégaiement n'est pas une maladie contagieuse, c'est plutôt une prédisposition physiologique dont le développement est fonction de différents facteurs.

28. **Les bègues pensent plus vite qu'ils parlent.**

    Vrai. Comme chez tous les êtres humains, la pensée est beaucoup plus rapide que la parole.

Évaluation de vos résultats

Si vous avez obtenu 23 réponses correctes et plus, vous connaissez ce problème d'élocution et vous avez sans doute des attitudes qui vous aident. Ce livre confirmera votre savoir et précisera certains points plus obscurs.

Si vous avez obtenu entre 17 et 22 réponses correctes, vous avez quelques préjugés et ce sera facile pour vous de parfaire vos connaissances en lisant ce livre.

Si vous avez moins de 17 réponses correctes, vous gagnerez à lire ce livre afin de modifier la façon dont vous comprenez de ce problème de langage.

ANNEXE II

FICHE EXERCICE I

Date : ______________________

Mots du début : ______________________

Mots de la fin : ______________________

Nombre de syllabes prononcées (SPM) : ______________________

Nombre de syllabes bégayées (SB) : ______________________

% de syllabes bégayées (% SB) = SB ÷ SPM ______________________

ANNEXE III

FICHE D'ÉVALUATION

SITUATION A : MONOLOGUE
Date : ____________
Mots du début : ____________
Mots de la fin : ____________
Nombre de syllabes prononcées (SPM) : ____________
Nombre de syllabes bégayées (SB) : ____________
% de syllabes bégayées (% SB) = SB ÷ SPM : ____________

FICHE D'ÉVALUATION

SITUATION B : DIALOGUE
Date : ____________
Mots du début : ____________
Mots de la fin : ____________
Nombre de syllabes prononcées (SPM) : ____________
Nombre de syllabes bégayées (SB) : ____________
% de syllabes bégayées (% SB) = SB ÷ SPM : ____________

FICHE D'ÉVALUATION

SITUATION C : TÉLÉPHONE

Date : ____________________

Mots du début : ____

Mots de la fin : ____

Nombre de syllabes prononcées (SPM) : ______________________

Nombre de syllabes bégayées (SB) : __________________________

% de syllabes bégayées (% SB) = SB ÷ SPM : ______________

FICHE D'ÉVALUATION DU DÉBIT VERBAL GLOBAL

% de **SB** = (Situation A + Situation B + Situation C) ÷ 3 ______

SPM = (Situation A + Situation B + Situation C) ÷ 3 __________

FICHE D'ÉVALUATION DES ÉVÉNEMENTS PROPICES À UNE FLUIDITÉ VERBALE CORRECTE

Situations	Personnes

FICHE D'ÉVALUATION DES ÉVÉNEMENTS STRESSANTS QUI NUISENT À UNE FLUIDITÉ VERBALE CORRECTE

Situations	Personnes

FICHE D'ÉVALUATION DES MOTS DIFFICILES

ANNEXE IV

RÉPONSES AU QUESTIONNAIRE 2 : « INVENTAIRE DES ATTITUDES FACE AU BÉGAIEMENT »

1. **Dans certains cas, il est opportun qu'un professeur exempte un bègue d'une récitation orale.**

   Totalement en accord. Il est très difficile pour un jeune de parler devant la classe, de montrer son handicap, lorsqu'il n'a appris aucun moyen pour le contrôler. La meilleure chose à faire, c'est d'attendre qu'il acquière des habiletés qui lui permettront une performance comparable à celle de ses pairs.

2. **La meilleure façon d'agir pour des parents, c'est d'ignorer les bégaiements de leur enfant.**

   Totalement en désaccord. Nier la réalité n'est pas une attitude qui favorise l'engagement dans un processus de changement.

3. **Les bègues devraient être encouragés à se diriger vers des carrières qui demandent de prendre la parole le moins souvent possible.**

   Totalement en désaccord. Le bègue peut se départir de son problème s'il travaille avec régularité. Il automatisera une nouvelle façon de parler ; il contrôlera donc son débit verbal.

4. **Compléter les mots ou les phrases bégayés d'un bègue est approprié.**

   Totalement en désaccord. Le bègue sait ce qu'il veut dire ; il faut lui en donner le temps.

5. **Il est approprié de faire répéter les mots bégayés par les enfants jusqu'à ce qu'ils les disent avec facilité.**

   En désaccord. Les parents peuvent intervenir auprès de leur enfant en lui donnant un outil qui facilitera la prononciation du mot.

6. **Lorsque les parents d'un enfant qui bégaie lui demandent de relaxer, le débit verbal de l'enfant est habituellement plus fluide et plus détendu.**

   En accord. Donner du temps à un enfant pour parler, lui porter attention lorsqu'il parle sont des attitudes qui favorisent un meilleur débit verbal.

7. **On ne devrait pas s'attendre à ce que l'enfant qui bégaie participe à une discussion familiale pendant les repas, même si on lui demande expressément de le faire.**

   En désaccord. L'enfant bègue, au même titre que les autres membres de la famille, peut décider de donner ou non son opinion.

8. **L'enfant qui bégaie devrait accepter de paraître ridicule.**

   En désaccord. Les gens doivent apprendre à connaître cette difficulté et à respecter l'enfant qui l'éprouve.

9. **L'enfant développe la plupart de ses anxiétés et de ses attitudes envers le bégaiement sans égard aux exigences de ses parents.**

   En désaccord. Les parents qui fixent des exigences irréalistes par rapport à son langage favorisent l'émergence d'attitudes négatives.

10. **Discuter avec l'enfant des sentiments qu'il éprouve à cause de son bégaiement peut être bénéfique pour lui.**

    En accord. Ne pas harceler l'enfant, mais plutôt lui laisser entendre qu'on peut discuter avec lui de ses sentiments face à son bégaiement est un comportement adéquat.

11. **Les parents devraient s'attendre à une performance scolaire moins élevée de la part de leur enfant bègue.**

    Totalement en désaccord. L'enfant bègue se compare aux autres enfants ; certains sont plus paresseux, d'autres le sont moins, certains travaillent beaucoup, d'autres moins, etc.

12. **L'enfant qui bégaie peut mieux faire face aux moqueries des autres enfants quand il s'y attend et qu'il les accepte.**

    En accord. L'enfant bègue, comme tout autre enfant, aura à faire face à certaines moqueries ; il doit apprendre à composer avec la situation.

13. **Il est approprié de renseigner l'enfant bègue à propos des caractéristiques du bégaiement.**

    Totalement en accord. L'enfant bègue sait qu'il a de la difficulté à sortir certains mots ; le renseigner sur son problème est une attitude adéquate.

14. **Les parents peuvent apporter une aide importante à l'enfant pour faire face à son problème de bégaiement.**

    Totalement en accord. La participation des parents est essentielle ; sans elle, les chances de succès sont compromises.

15. **Il semble qu'une façon sage d'aider l'enfant qui bégaie est de l'excuser auprès des autres pour son bégaiement.**

    En désaccord. Il se peut que les parents de l'enfant bègue doivent intervenir dans certaines situations pour aider leur enfant.

16. **Le bégaiement est un problème personnel qui, sauf dans de rares exceptions, ne devrait pas être discuté en dehors de la maison.**

    Totalement en désaccord. C'est en parlant de son problème que l'information sur le bégaiement devient accessible.)

ANNEXE V

RÉPONSES AU QUESTIONNAIRE 3 : « ATTITUDES FACE À LA COMMUNICATION »

Les réponse ci-dessous sont données à titre indicatif. Comparez-les aux vôtres et faites le total des réponses qui concordent avec celles-ci.

1.	Oui	13.	Oui
2.	Oui	14.	Non
3.	Oui	15.	Oui
4.	Non	16.	Non
5.	Non	17.	Oui
6.	Non	18.	Non
7.	Non	19.	Oui
8.	Oui	20.	Non
9.	Non	21.	Non
10.	Non	22.	Oui
11.	Oui	23.	Oui
12.	Oui	24.	Non

Si vous obtenez :

— de 0 à 8 réponses concordantes : Attitude négative face à la communication.

— de 9 à 16 réponses concordantes : Attitude moyenne face à la communication.

— de 17 à 24 réponses concordantes : Attitude positive face à la communication.

ANNEXE VI

FICHE DE RELAXATION

	Lundi	Mardi	Mercredi	Jeudi	Vendredi	Samedi	Dimanche
Respiration							
Bouche/ Mâchoire							
Langue							
Épaules							
Thorax							

ANNEXE VII

FICHE D'IDENTIFICATION DES BÉGAIEMENTS

Hésitation	Répétition	Prolongation	Blocage
Total			

ANNEXE VIII

FICHE DES INCONVÉNIENTS ET DES ACTIONS PRÉVUES

Inconvénients	Actions prévues

ANNEXE IX

FICHE D'EXERCICE (ADULTES)

Objectifs	Lundi	Mardi	Mercredi	Jeudi	Vendredi	Samedi	Dimanche
1.							
2.							
3.							
Total des objectifs respectés							

ANNEXE X

FICHE D'EXERCICE DE CONFRONTATION

Événement : ____________________

Pensées : ____________________

Comportement : ____________________

Si pensées irrationnelles, confrontation : ____________________

____

Comportement : ____________________

ANNEXE XI

GRAPHIQUE TYPE

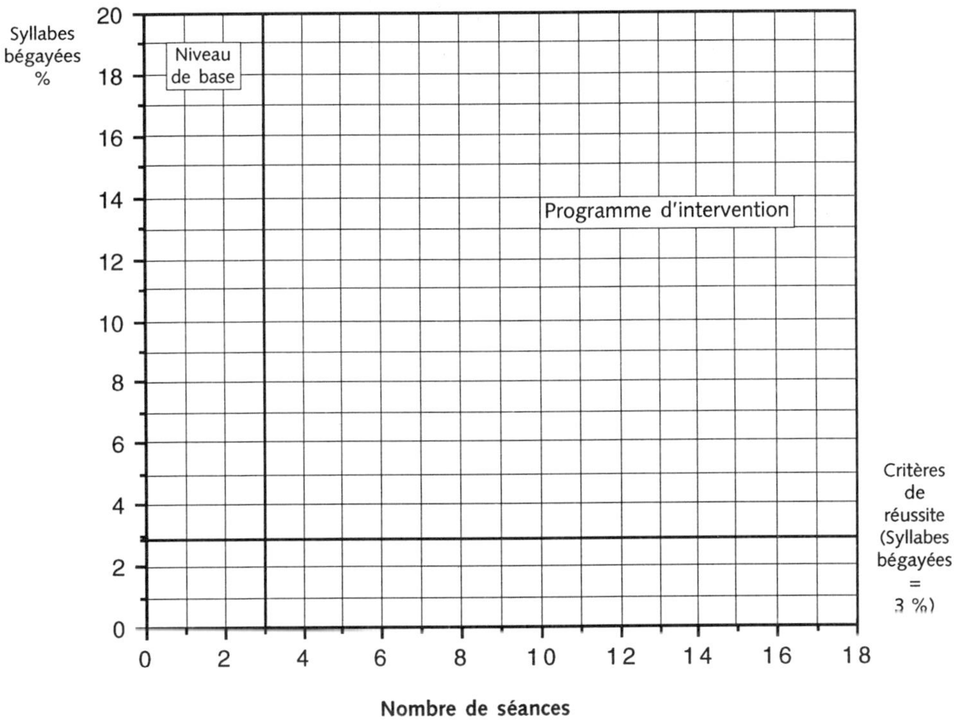

Bibliographie

DUGAS, M. et LADOUCEUR, R., « Traitement multidimensionnel et progressif des bègues sévères », *Science et comportement*, 1988, 18, p. 221-232.

FONTAINE, O., COTTRAUX, J. et LADOUCEUR, R., *Cliniques de thérapie comportementale*, Belgique, Études vivantes, 1984.

GAGNON, Mireille, *Le bégaiement infantile: Efficacité d'un programme thérapeutique appliqué individuellement et en groupe*, Thèse de doctorat, Faculté des Sciences sociales, Université Laval, 1990.

LACHANCE, Chantale, *Traitement multimodal du bégaiement infantile incluant l'implication de l'enseignement*, Essai de maîtrise, Faculté des Sciences sociales, Université Laval, 1990.

LACHANCE, Chantale, GAGNON, M. et LADOUCEUR, R., « Traitement comportemental du bégaiement infantile », *Journal de thérapie comportementale et cognitive*, vol. 2, 1992.

LAFRANCE, Pierre, *Communiquer*, août 1993.

MURRAY, Frédérick, *Histoire d'un bègue*, 1990, Éd. Gréco.

RONDAL, J. A. et BREDART, S., « Langage oral : aspects développementaux », dans P. MARDAGA, dir., *Trouble du langage : Diagnostic et rééducation*, Belgique, 1988, p. 21-27.

Webster, R. L., « Empirical considerations regarding stuttering therapy », dans H. H. GREGORY, dir., *Controversies about stuttering therapy*, Baltimore, Baltimore University Press, 1979, p. 209-240.

ADRESSES UTILES

CENTRE D'INTERVENTION PSYCHO-JEUNESSE
3350, rue de La Pérade, Bureau 220
Sainte-Foy (Québec), Canada
G1X 2L7
Tél. (418) 650-0095

ASSOCIATION DES BÈGUES DU CANADA
7801, rue Sainte-Claire
Montréal (Québec), Canada
H1L 1V8
Tél. (514-353-1042)

ASSOCIATION DES JEUNES BÈGUES DU QUÉBEC
6025, rue Jean-Talon Est, Bureau 203
Saint-Léonard (Québec), Canada
H1S 1M6
Tél. (514) 259-0259 ou 1 800 661-2348

ASSOCIATION DES BÈGUES DE FRANCE
7, rue de la Villette
75019 Paris
Tél. 42 87 54 55

ASSOCIATION SUISSE DES BÈGUES
N.N.
VERSTA
Post fach 6118
CH – 8023 ZURICH

Table des matières

Introduction 9
Principaux objectifs de l'ouvrage 11
Mesurez vos connaissances 12
Questionnaire 1 :
« Connaissez-vous le bégaiement ? » 13

Chapitre 1
Qu'est-ce que le bégaiement ? 17
L'enfer 17
Les préjugés 18
Un peu d'histoire 20
Connaissances actuelles 21
Les causes 22
L'hérédité 23
Les facteurs physiques 23
Le milieu 25
Les traitements 26

Chapitre 2

Les jeunes bègues 31

Comment se développe le bégaiement ? 31

La rémission spontanée 31

Les parents et leur enfant bègue 36

Conclusion 39

Chapitre 3

Évaluer le bégaiement 41

Définition du bégaiement 42

Les caractéristiques 42

Évaluation des bégaiements 44

Exercice 1 44

Exercice 2 49

Exercice 3 50

Exercice 4 54

Les situations à risque 54

Évaluation subjective 56

Évaluation des attitudes 57

Questionnaire 2 destiné à l'entourage :
« Inventaire des attitudes face au bégaiement » 58

Questionnaire 3 destiné aux personnes bègues :
« Attitudes face à la communication » 61

Chapitre 4

Notre programme de traitement 65

Modification du comportement 66

S'entraîner à relaxer 66

Exercice 5 67

Exercice 6 67

Identifier les bégaiements 69

Les étapes à suivre 70

Entraînement à la respiration régularisée 74

Application dans la vie quotidienne 78

Entraînement en groupe 81

Modification des idées et des attitudes à l'égard du bégaiement ... 82
Exercice de confrontation ... 84
Prévention et rechutes ... 85
Efficacité de cette technique ... 85

Chapitre 5
Les difficultés rencontrées ... 87
Les difficultés des enfants ... 87
Choisir un professionnel ... 88
Les difficultés des adultes ... 90

Conclusion ... 93
Points à retenir ... 94
Régularité ... 94
Objectifs réalistes ... 95
Persévérance ... 95
Vigilance ... 95
Prévention des rechutes ... 95

Annexes
I. Réponses au questionnaire 1 : « Connaissez-vous le bégaiement ? » ... 99
II. Fiche exercice 1 ... 104
III. Fiche d'évaluation ... 105
IV. Réponses au questionnaire 2 : « Inventaire des attitudes face au bégaiement » ... 108
V. Réponses au questionnaire 3 : « Attitudes face à la communication » ... 111
VI. Fiche de relaxation ... 112
VII. Fiche d'identification des bégaiements ... 113
VIII. Fiche des inconvénients et des actions prévues ... 114
IX. Fiche d'exercice (adultes) ... 115
X. Fiche d'exercice de confrontation ... 116
XI. Graphique ... 117

Bibliographie ... 119

« L'IMPRIMEUR »
• Cap-Saint-Ignace
• Sainte-Marie (Beauce)
Québec, Canada
1996